人生がもっとうまくいく、心の整え方とつくり方

メンタル トレーニング 大全

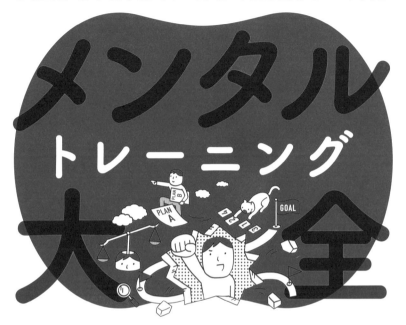

株式会社ホープス代表取締役
プロフェッショナルコーチ
坂井伸一郎

A
Complete
Mental
Training
Guide

アルク

はじめに

　みなさんは「アスリートとは、生まれつき強靭なメンタルを持った特別な人たち」だと思っていますか？　厳しいトレーニングや代表の座・レギュラーを賭けた熾烈な競争、プレッシャーの高い試合に出て、もし負けても必ず立ち上がる精神力。

　でも、現実は違います。アスリートも私たちと同じ普通の人間です。そう思うに至った経緯を、最初に少しお話しします。

　私は35歳まで、老舗百貨店で働いていました。同期入社のなかに、特に気が合うAがいました。Aは明るくて快活で、いつもポジティブで仕事ができる人物でした。みんなに愛される太陽みたいな存在だと思いました。ところが、あるとき突然、Aはメンタルに不調をきたして会社に来られなくなってしまったのです。

　当時の私には信じられませんでした。メンタル不調とはネガティブな性格の人だけに起こることであり、Aに限ってそんなことがあるはずがないと思っていたからです。

　数カ月後、幸いにもAは復職を果たすことができました。私は安堵し、Aと久しぶりに食事に行きました。私は「いつも明るくて元気にあふれるきみが会社に来られなくなったことに驚いた」と伝えました。するとAはこともなげに言いました。「違う。頑張って明るく振る舞ってきただけさ。自分だってネガティブな感情は毎日たくさん抱えているよ。そして今回のことで痛感した。心は鍛えることができない。心は筋肉やスキルとはまったく別物だね、きっと。」

　その後、私は老舗百貨店を退職し、ベンチャー企業の雇われ経営者を経て、2010年に40歳で起業しました。始めたのは「アス

リートのための座学研修ビジネス」です。この事業に決めた理由は2つありました。1つは、私自身が幼い頃からスポーツに親しみ、スポーツに学び、スポーツに育ててもらってきたので、起業を通してスポーツの世界に恩返しがしたかったこと。2つめは、ちょうどこの頃、有名アスリートがモラルに欠ける行為をしたり、不祥事を起こしたりしてメディアを賑わしていたので、アスリートに対しての教育は今後もっと重要になってくると思ったことです。

起業してからこれまでの間に、のべ約35,000人の一般社会人と、のべ約20,000人（2023年3月末現在）のアスリートに向けて研修を行ってきました。そうしたなかでわかったのは「一般人もアスリートも、どちらも同じようにメンタルが弱い」ということでした。私が出会ったアスリートたちは、一般人とまったく変わらず、プレッシャーや期待にストレスを感じ、恐れ、落ち込み、悩み、傷ついていました。

アスリートたちと身近に接するようになると、私は会社員時代のAのことが思い出されました。そして、確信を持ちました。「生まれつきメンタルが強い人間なんて、この世にはいない」と。

体には急所と呼ばれるポイントがあります。有名なのは、みぞおち、こめかみ、のどぼとけ、眼球ですが、これらは格闘家であっても十全に鍛えることがほぼ不可能といいます。恐らくはメンタルも同じで、鍛えることが非常に難しい人間の急所なんだと思います。では、急所だからと諦めて放っておけばいいのでしょうか？　いえ、それではメンタルの不調がもたらす苦しみからは逃れることができません。急所を突かれて苦しい思いをするのは誰にとっても嫌なことでしょう。

そこで大切なのは、急所を突かれて大きなダメージを受けないように、急所（メンタル）の守り方を身につけることだと思います。

　メンタルが強い人間なんていない、と言いましたが、実際のところ、急所をうまく守れているアスリートはいます。メンタルが強いわけではないものの、意識的な思考や行動によって、受けるダメージを最小限にしたり、受けたダメージを上手に扱うことで、メンタル不調に陥らないようにすることができるのです。そうしたアスリートたち１人ひとりを思い出すと、共通するヒントが多く見つかりました。「急所をうまく守る」とは、言い換えれば、メンタルを上手に整え、自ら前向きに進んでいける力のことです。急所をうまく守れるアスリートは、その考え方や行動、言葉や習慣によって、自分の心をいつでも的確に整え、ポジティブな気持ちを維持する力に長けていました。また、そうした力は練習（トレーニング）によって、さらに鍛えていけることも知りました。

　本書でみなさんにお届けしたいのは、こうした急所を守れるアスリートたちが日々行っている、さまざまな「メンタルのトレーニング」です。このトレーニングは決して特別なものでも、ハードなものでもありません。難しくもありません。誰もが取り組める基本的なものを集めましたので、できる部分から試していただければと思います。

　なお、本書は５つの Part に分かれています。Part 分けの詳細は13ページで説明しますが、Part1ではメンタル不調に繋がりやすい基本的な感情とその向き合い方についてお伝えします。そもそも、なぜ人は不安になるのか、環境変化、プレッシャー、やる気、リスクの恐怖、自信のなさ、将来への不安など、誰もが突

き当たるトピックを集めました。その後、Part2から Part5で、異なる観点による取り組み方を紹介しています。

　また、Part のなかの各内容は「トップアスリートの心得」「つまずきポイント」「現場MEMO」で構成しています。「トップアスリートの心得」では、私がこれまでの経験で目撃してきたアスリートたちの心がけや工夫、考え方や乗り越え方のコツについて書きました。一方、「つまずきポイント」は、かえってメンタル不調になったり、スランプに陥ってしまうパターンを集めました。心がけやコツは真似しやすいものですが、うっかり足元をすくわれるのはどんなときなのかを理解しておくことも大切だと思っています。「現場 MEMO」では、昨今のスポーツ界やアスリート研修で話題になっていること、取り組まれていることを紹介しました。とはいえ、アスリート向けに限らない内容も多いので、ビジネス研修でも参考にしていただけます。いずれもいつもの考え方や、周囲との接し方をちょっと変えてみるだけでも効果はあります。学生生活や社会人生活を送るみなさんの生きるヒントにもなると思います。

　本書が、みなさんの人生がより好転していくきっかけになることを心から願っています。

CONTENTS

Part 2 | 自分を理解する メンタルトレーニング

CONTENTS

Part 4 | 考える力をつける メンタルトレーニング

CONTENTS

メンタル
トレーニングの
1stステップ

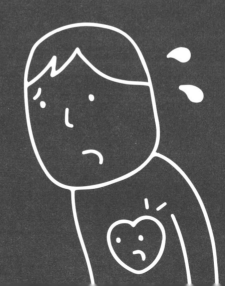

「わからない」から不安になる

アスリートだって逃げ出したい！

　みなさんが不安になったり、落ち着かない気分になったりするのはどんなときですか？　人が恐れを抱いたり、心配するのは「わからない」ことが多いときだと思います。今までに見たことがない得体のしれないもの、初めて経験する状況、捉えきれない他者の考えや心の内など、わからないものと向き合わざるをえないときに、人は本能的に不快を感じ、回避しようとするといいます。

　でも、私たちは何かを不快に感じても、すぐに逃げ出せるわけではありません。社会のルールや制約、プレッシャー、自分に課せられた役割や責任、他者からの期待から逃れるのは簡単ではないことです。

　一方で、逃げられないままの状況はメンタルに大きな負担がかかります。回避できないのであれば、次にやるべきは「わからない」を減らすことです。わからない状態をできる限り減らすための効果的な方法をこれから紹介していきます。

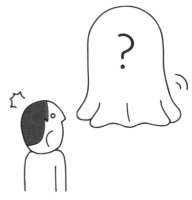

4つの「わからない」を減らす

　アスリートの生きる世界とは、試合で勝敗が決まる世界です。試合終了までその結果はわかりません。仮に引き分けても、その試合は勝利に近づいていた内容だったということもありますし、敗北をぎりぎりまぬがれたということもあるでしょう。試合後には、その日のパフォーマンスについての他者評価や自己評価を得ることになります。たとえ勝利したとしても、自らのミスによってチームの足を引っ張ってしまえば、自分の中には悔しい感情が残ります。反対に敗北しても、持てる力を十分に発揮したと感じられれば、それは勝利に近い価値を感じることもあるでしょう。

　このように、アスリートにとっての試合とは最後まで「わからない」ものです。何かが決まっていたり定まっている状態にはないので、アスリートは非常に強いストレスを抱えます。でも、不安な気持ちのままでは力を十分に発揮できません。そのためアスリートは少しでも「わからない」を減らして試合に臨もうとします。**「わからない」は4つに分類**することができ、それぞれのアプローチによって自分のなかに「わかる」を増やしていきます。

　4分類のキーワードは**自分・他者・思考・行動**です。「自分」とは自分についてのわからないことを、「他者」とは他者についてのわからないことを減らします。「思考」では考え方のバリエーションを増やして考える力を高め、「行動」は行動することによってわからないことを減らします。本書では、まずPart1で全Partに共通する根本的なことをお伝えします。続けてPart2からPart5で4分類について、それぞれの方法を紹介します。

Part 1
メンタルトレーニングの1stステップ

メンタルビジョントレーニング

「わからないことを解消して気持ちを安定させるには、何から始めたらいいですか？」とアスリートから聞かれたら、私はまず、「メンタルビジョントレーニング」を勧めます。これは一般社団法人国際メンタルビジョントレーニング協会が普及させているプログラムです。このメソッドを作った臨床心理士の松島雅美さんは、同協会の公式サイトにて「メンタルを『心の持ちよう』ではなく、『機能』として鍛えられる方法を広めたいと考え、アメリカで生まれて多くの実績を残しているビジョントレーニングに注目し、私の専門である心理学の知見を加え、目の機能とメンタル機能を向上させる『アイパフォーマンスメソッド』を構築しました」と述べています。その理論に基づいたトレーニングがメンタルビジョントレーニングです。

メンタルビジョントレーニングによれば、人が不快な状態にあるとき、そこから抜け出すためのヒント（情報）を持っていないがために、「自分がなぜこうした状況になっているかわからない」「次の一手がわからない」と思ってしまうといいます。この「わからない」状態を放っておくと、いつまでたっても「不快」は解消されず「快＝ポジティブな気持ち」は生まれません。

一方で、人間は常に五感を通じて、外の世界から情報を得ていますが、その8割は**眼からインプット**しているといいます。そもそも眼（網膜視部）は、脳の一部が体の外に突き出して

きた神経だといわれ、眼から入った情報が脳で判断されてはじめて「見えた」ことになります。ですから、視野を広げたり、眼球の動かし方を改善するトレーニングによって、**情報をより多く得られる**ようになり、その直接の刺激によって**脳が活性化され、「物事を多角的に見て考える力」が高まる効果**があるそうです。情報を多く得られるようになればなるほど、わからないことは減ります。また、考える力が高まると、さらにわからないことが減ります。トレーニングによって眼のはたらきが向上すれば、「わからない」を減らし、不快な気持ちを減らし、メンタルの安定に繋げていくことができるのです。

　メンタルビジョントレーニングは大人や子どもなど一般向けのプログラムから、企業向け、教育機関向け、そしてアスリート向けのプログラムがあります。アスリートの場合、予想と違った動きにすばやく対応できるようになる、ボールの動きが予測できる、姿勢や体のバランスがよくなる、集中を適度に維持できるようになる、気持ちの切り替えをしやすくなる、感情のコントロールができるようになる、緊張しても的確な反応ができるようになる、ミスが減る、本番で力を発揮できるなど、多くの効果があるとされます。また、眼の使い方は競技によって異なるので、競技特性や、アスリート1人ひとりの眼の使い方の癖に応じてトレーニングメニューが組まれています。

環境が変わると不安になる

変化には「わからない」が付き物

　不安やつらさなどメンタルの不調を抱えるときは誰にでもあります。そうしたとき、そのすべてが自分のせいだと考えてしまうことはありませんか？　でも、それではさらに自分を追い込んでしまいます。どんなことでも、自分だけに100％原因があるということはありません。

　とはいえ、自分以外にも原因があると考え出すと、今度は自分ではない誰かのせいだと考えてしまいがちです。もちろんその可能性もゼロではありませんが、それ以外にも原因は考えられます。自分自身でも他者でもない、それは「環境」です。

　時間の経過とともに、社会は変わっていきます。時代の変化は環境を変え、さらには世の中の生活スタイルや価値観、常識を変えていきます。環境の変化は止められるものではありませんが、多くの人は変わることに負担やしんどさを感じます。

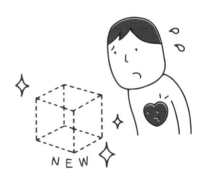

具体をいち早くつかむ

「何だか不安」と感じるときには、環境の変化を意識すること
から始めましょう。何がどう変化しているのか、変化の具体的な
内容がわかってくると、それだけでも気持ちは少し落ち着きます。

例えば、スポーツの世界では道具やウエアの使用ルール、禁止
薬物のルール、試合進行のルールなど、さまざまなルールが頻繁
に変わります。新しい状況はアスリートにとっても非常に不安な
ものです。「これでよかったっけ？」「急にそんなこと言われても
……」とフラストレーションが生まれます。それまでに準備して
きたことの効果が薄れるかもしれない、初めての状況にすぐ適応
して試合を戦えるのかという不安は、恐怖に繋がります。ですの
で、違いを認識したら漠然と受け止めるのではなく、何がどう変
わったのか、どれくらいの差異があるのかをすぐに理解すること
から行います。変化の内容がわかると、**表面的なことだけではな
く、変化の背景や理由にまで意識が向く**ようになります。すると、
次の変化も予測しやすくなります。予測する力が高まると、また
次の新たな変化へ準備する力が備わってきます。

急な変化でも腹を立てない

今までは問題なかったことが急にNGになることもあります。
スポーツに限らず、トランプゲームの「大富豪」でも2上がりや8
切り、都落ちなど、一緒にゲームをするメンバーやその場の雰囲
気によってルールが変わることはあります。でも、そこでいちい
ちルールにあらがったり、「それならやらない！」と完全に拒否

する人はいないですよね。

　いつもと違う場面や状況にすぐに腹を立てたり、1つ1つに疑問を持っていては、自分のメンタルも疲弊します。深刻な事案や誰かに危害が加わることでなければ、まずは一旦受け入れてみるのはどうでしょう？　**どんなことも変わって当たり前**、変化しないものは世の中にはないのです。

 つまずきポイント

過去にこだわる

　以前のルールや従来の常識、習慣、方法など、**過去に親しんだものはそれを手放すのが難しい**ものです。経験してきたことにはたくさんの「わかっている」が詰まっているので、安心できるのです。でも過去とは、今や未来をよくするために生かすもの。周りの人も自分も現在を生きているのに、自分だけが過去を引きずっては、周囲との目線が揃わなくなります。周囲は違和感を感じるでしょうし、その違和感は自分にも伝わってくるでしょう。「過去から何を学んだか？」ということに目を向け、「その過去を、これからはどう生かしたいか？」と自分に問いかけてみるのがいいと思います。目線は自分の足元からその先へ移しましょう。

現場MEMO

過去の一番よかったとき

　アスリートにとって「イメージを持つ」ことは重要なので、

イメージづくりをして練習や試合に臨むものですが、このときにやってしまいがちなのが「過去、一番よかったときの自分」を基準にすることです。

過去から学ぶこと自体は悪くありません。ただ、そのイメージのなかにいる「過去の自分」と「現在の自分」が同じわけではありません。当時と今では筋肉量が異なるでしょうし、関節の柔軟性や可動域も同じとは限りません。当時使っていた道具や、ホームとするスタジアムやフィールドの環境も異なる可能性があります。ルールでさえも、過去とは完全に一致しないかもしれません。**体調も状況も環境も、完全に揃うということはない**のですが、それにもかかわらず、無意識のうちに「過去、一番よかったときの自分」が頭のなかにずっと住み続けてしまうケースを見かけます。過去の自分を追いかけても現在の自分は苦しくなるばかりなので、「一番よかったとき」を基準にするのはお勧めしません。

また、2020年からのコロナ禍によって、試合環境が大きく変化した時期がありました。コロナ禍以前は試合会場にたくさんのお客さんが来ていたのに、一時期は感染予防のために無観客試合を余儀なくされました。「ファンの応援を力に変えるタイプ」と自負する選手からすればそれは非常につらい現実で、その選手は一時期、成績不振に陥りました。でも、過去の理想的な環境にこだわることは、現在の自分を追い詰めます。「環境が変わった。では、次に自分はどうするか?」と切り替える潔さも必要なのです。

プレッシャーがつらい

消せないものとはうまく付き合う

　トップアスリートのように数万人の観客の前でプレーをするのは大きなプレッシャーがかかります。でも、そんなスター選手たちだけではなく、私たち一般人も日々、さまざまなプレッシャーのなかに身を置いています。達成すべき成績向上や売上目標があるのに、なかなか結果が出ないときのプレッシャー、あからさまに感情をぶつけてくる顧客や厳しい上司からのプレッシャー、景気低迷のなかでミスが許されないビジネス上のプレッシャー、小さな失敗がすぐにSNSで拡散され周知のものとなるプレッシャー、子育てや介護で大切な命や健康を守っていくプレッシャーなど、挙げれば切りがありません。
私たちの生活とプレッシャーは切り離せないようです。

　では、プレッシャーのなかで成果を出すにはどんな準備や取り組みができるでしょうか？　アスリートを例に見ていきましょう。

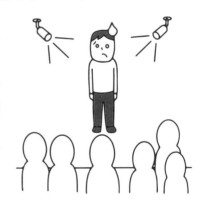

いつも「本番」!

アスリートがプレッシャーに打ち勝つために日頃から実践しているのは、何といっても本番を意識することです。「練習のための練習になっている」という言葉を聞いたことはありませんか?

これは練習自体が目的化してしまっている練習のことで、本番では力が発揮できない練習になっているという意味です。パス1本、スイング1振り、レシーブ1本……、アスリートはすべてをムダにしません。**些細なミスが命取りになるという緊張感を持って、試合での本番をイメージ**して練習します。そうした緊張感の習慣化はよい意味での慣れをつくり出します。

日常生活でも同じような練習はできます。勉強や仕事を進めるときには「絶対にノーミスでやるぞ!」「これは3時間で終わらせる!」と本番さながらに取り組んでみましょう。こうした積み重ねによって、切羽詰まった場面を繰り返し経験します。経験値は心のお守りになるので、本当に大変なことが起こったときでも慌てずに落ち着いて向き合えるようになります。

場数を踏む

さらに効果的なのは、やはり場数です。世界選手権や日本選手権などの大舞台では、「絶対に勝つ!」という強い気持ちを持った選手ばかりが揃うので、非常にヒリヒリとした空気が漂います。選手たちの極度の緊張感は経験者にしかわからないものですが、裏を返せば、**経験することでわかるようになる**ものでもあります。そこまで大きな大会ではなくても、緊張感あふれる場に何度も立

てば、本番の重圧への向き合い方や緊張感の逃がし方に慣れていくことができます。

　ですから、まずは「本番以前の、本番のような経験」をできるだけ獲得することです。失敗が許される場を経験すればするほど、プレッシャーとの付き合い方も上手になります。

 つまずきポイント

プレッシャーをゼロにできると思う

　プレッシャーを「悪いもの、害しかないもの」として、**完全に除外しようとするのは逆効果**です。人は何かを少しでもうまくやりたいと考えるとき、必ずプレッシャーを感じます。絶対になくならないものをなくそうとすると、メンタルに余計なストレスがかかって集中力が落ち、パフォーマンスの低下を招きます。

　理想的なレベルはいわゆる「ほどよい緊張感」ですが、コントロールできないときもあるので、プレッシャーは必ず出てくる当たり前のものぐらいに思っておきましょう。

自分に厳しすぎる

　プレッシャーはよい結果を求めるときに生じる心身の反応です。そして、自分が求めている「よい結果」のハードルが高すぎると、プレッシャーも高まります。例えば、初めて挑戦することなのに**褒められるくらいにうまくやりたいと思うのは望みすぎ**で、最初から何でもうまくできる人は稀です。失敗したら恥ずかしいと思っても、そもそも誰も恥とは思っていない、そう感じているのは本人だけでしょう。自分に高いハードルを課しすぎると、結果的

につらくなるので注意が必要です。

現場MEMO

本番意識の粒度の細かさ

　「本番を意識する」と簡単に述べましたが、アスリートの
それは非常に**粒度が細かい**ものです。例えばテニスでは、「フ
ァイナルセット4-5、相手リードでの自分のサービスゲーム、
0-30」といった程度ではまったく足りません。相手選手の
具体的な設定、天候・気温、観客席の声や音、どの大会の何
回戦めなのかなどを、自分の頭の中で非常に綿密につくり上
げます。そうしたイメージができると、**実際にその場に自分
がいるかのように心拍数が上がり**、呼吸が速くなり、手のひ
らには汗がにじみ出てきます。そこまでの状況をつくり出し
て練習をする、これがアスリートたちの「本番を意識する」
ということです。

　あるラグビー選手はこう言いました。

　「試合では、パスを出したそのコンマ数秒後には相手のタ
ックルが自分に決まり、後ろに弾き飛ばされます。練習時か
ら、その緊張感や恐怖感をいかに意識してパスを重ねられる
か。それが本番でのプレーの質に直結するんです。」

　生まれながらにしてプレッシャーに強いアスリートなんて
存在しません。誰もが本番意識を繰り返すことで、プレッシ
ャーに強くなっていくのです。

　やらなきゃならないことはわかっているし、やりたくないわけではない……でも、やる気がおきない。そういうことはありますよね。試験勉強や提出すべきレポートの作成、会議準備や記録の作成、経理処理、掃除・洗濯、書類の整理など、やるべきものが目の前に積み上がっていくのを見るのはしんどいものです。人はどうすればやる気を高めることができるでしょうか。また、やる気が出ないときはどんな原因が潜んでいるのでしょうか。

　でも、私はどちらに転ぶかわからないような「やる気」を待ったり、頼りにしたりするのはやめたほうがいいと思います。「わからない」ものに左右されている状態はストレスがたまります。やる気のあるなしにかかわらず、淡々と目の前のことに手を動かすほうが結果的にはメンタルを守ることに繋がります。

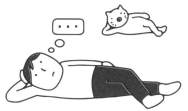

「～ねばならない」は禁句

「やる気」とは気持ちであって、自分の内からわき起こる内発的なものです。一方で、自分の外側からできるのは、やる気を起こさせるためのきっかけ作りだけです。アスリートはどのように自分の内側からやる気を起こしやすくしているのでしょうか？

それは **「～ねばならない」「～すべき」というMUST（マスト）思考にならない** ことです。「絶対に勝たなければならない」「ヒットを打たなければならない」「初戦を落としてはならない」「練習はここまでやらねばならない」「試合で活躍して監督にアピールすべき」などと考えると、完璧にやらなければという義務感が先に立ち、やる気はシューっとしぼんでしまいます。やり遂げなければいけないことばかりが先に浮かんで、楽しもうとする意識や、リラックスして挑戦する気持ちの余裕が阻害されてしまうのです。でも、「MUST」と思っているのは、実際には自分自身だけではないでしょうか？　心を縛り、心身を硬直させる過剰な呪文は要注意です。

MUST思考の反対は「オーウェル思考」です。英語の「oh well（まあいいや、しかたがない）」のように、何かあっても **「まあ、しょうがないか」と受け流す** ことができれば、前向きに次へ進みやすくなります。チャレンジ精神を上手に保つことができるので、口癖は「oh well」を意識しましょう。

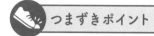

ずっと待ってしまう

　やる気がわき上がってこないとき、ついつい他のことをやったり、やる気が出るのをのんびり待ったりしがちです。でも、待つのはお勧めしません。いつになるか「わからない」ものを待つのでは、「わからない」は減っていきません。

　そんなときは、何でもいいので少しずつ行動することから始めましょう。**心と体は表裏一体という考えがあって、どちらかが悪ければ、もう一方も悪くなる**といわれます。やる気が出なかったり、気分がふさぐときに部屋に閉じこもって悶々と過ごしていると、さらに暗い気持ちになりがちです。1人きりで閉鎖的な空間で過ごすと、ネガティブな感情に支配される構図ができてしまうので、その構図は意識的に壊したいものです。最初はベッドから出て、太陽を浴びてみるだけでもいいのです。小さな行動によって負の構図を崩すことから始めてみてください。

それは実力じゃない

　やる気がみなぎっているときのパフォーマンスやその成果を、まるで**自分の「普段の実力」だと見誤ってしまう**ことがあります。やる気に満ち満ちているときは、数年に1度の絶好調が来たと考えるのがいいと思います。人には好調と不調の時期が必ずあるので、残念ながらずっと好調が続くことはありません。

　やる気にあふれた自分がいつもの自分ではないので、やる気が出ないときに自分を責めすぎないようにしてください。自分を責めるとかえってストレスがたまりますので、やる気が出たら臨時

ボーナスぐらいに考えましょう。

現場MEMO

やる気とモチベーションの違い

「やる気」と似た言葉に「モチベーション」がありますが、アスリートたちはこの2つを似て非なる言葉として扱います。

「やる気」は辞書を引けば「自ら進んでやり遂げようとする気持ち」とあります。つまり、やる気は気分や気持ちなど、ある感情の状態のことで、前向きになったり、積極的・意欲的に、力強く取り組もうと思うのはやる気です。

一方の「モチベーション」は、自分がやりたいと心底思えた理由のことで、自分自身にとっての真の目的です。

真の目的は自分の中心にあって、取り組むときの原点（起点）になるので、上がることも下がることもありません。変わらずに自分の中心にあり続けます。例えば、ある選手は「競技で活躍してたくさんのお金を稼ぎ、家族に少しでもよい暮らしをさせてあげたいと」と言いました。これはモチベーションです。どんな気分の日でも、競技で活躍して家族に楽をさせてあげたいという思いは変わらないからです。

それに対して、やる気はモチベーションに下支えされない状態では気まぐれにしか現れてくれません。継続的にやる気を保ちたいのであれば、**やる気の源泉となるモチベーションを明らかにする**必要があります。これはPart2でお伝えします。

リスクが怖い

「心配」のバランスと配分

　「リスク」とはよくないことが起こる危険性や危険度のことです。よくないことといえば、ミスや失敗、事件・事故による被害、破損、経営悪化や業績不振など金銭的に状況が悪くなることなどが挙げられます。さらには、人間関係において嫌われる、対立する、印象やイメージが悪くなる、などもリスクとして心配したり不安になる対象です。

　リスクはあくまで可能性ですので、実際にそれが起こるのかはわかりません。でも、まだ起こっていないからこそ、現在の自分にとってどれほどのダメージを及ぼすのかもわからないものです。つまり、リスクにも「わからない」がたくさん詰まっているのです。「わからない」が多い領域は自分ではコントロールできないので、怖い気持ちになりやすいものです。ここではアスリートを例に、リスクとの向き合い方のコツをつかんでいきましょう。

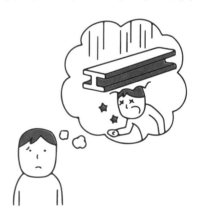

まずは遠ざける

　アスリートは、リスクになりそうだと感じるものは**手あたり次第に遠ざけます**。例えば、練習や試合前の食事では、加熱していないメニューやアレルギーが起こる可能性が高い食べ物、誰かが開封済みの食べ物は口にしません。体調管理を脅かす要因は厳格に排除します。また、自動車事故はその被害が甚大になりやすいので、事故を起こさないために自分では運転しないアスリートも少なくありません。

　遠ざければ絶対に安全とも言い切れませんが、遠ざけたぶんだけリスクを減らすことはできます。想定される危険は、それがわずかな可能性であっても近づきません。意識的に距離を取ることによって、自分の心の落ち着きや安全を優先させるのです。

リカバリーの選択肢を持つ

　それでもリスクの可能性はゼロにできません。ですので、次にすべきことは、起きてしまったときに**「どう対処するか」「対処できるものかどうか」**の事前の把握です。もしケガをしてしまったら、どこの医者が評判がよく、通常はどれくらいの期間で完治できるのか。アクシデントに遭遇したら、真っ先にどこへ連絡すべきで、その後にどんな対応や影響が生じるのか、それは選手生命や競技力にどの程度のインパクトを与えるのか。こうしたリカバリー（回復・復旧）までの道筋をあらかじめ想定しておきます。

　一方で、社会的に見て、リカバリーが非常に困難なリスクもあります。それは反社会的勢力との交流や飲酒状態での不祥事です。

対処に限界があるものは絶対に起こしてはいけません。そのため、アスリートたちはこうしたリスクには特に注意喚起を徹底されています。

 つまずきポイント

萎縮による防衛本能

前述の内容と対照的ではありますが、リスクを恐れるがあまり、萎縮して、やみくもに避けたり遠ざけたりしすぎるのもメンタルには逆効果です。**人は萎縮すると防衛本能がはたらき、視野も思考も狭まる**からです。視野や思考の狭まりは把握できない部分を増やすので、つまりは「わからない」を増やします。人はバランスを取るのが難しいものですね。

バランスを取りにくいときは、考え方を変えてしまったほうが早いものです。「挽回できないほどの大きなリスクなんて、ほとんどない」と。また、リスクとは悪いことが起こる可能性ですが、同程度かそれ以上によいことが起こる可能性もあると考えるのもいいでしょう。あまりにも心配が尽きないときには、リスクの内容とその発生比率は少し差し引いて捉えましょう。

ネガティブ思考の支配

リスクを心配しすぎることで、過度にネガティブ思考（またはマイナス思考）になることもあります。ネガティブ思考とは「きっと悪いことが起こる」「絶対に失敗する」など、**否定的に捉えたり、悪いことばかりが起こると考える**ことです。客観性を欠いているので、普通の人からすれば過剰な反応だと見えることもあ

ります。例えば、災害に備えることはとても大切ですが、朝から晩まで防災対策を考え続けるのは行きすぎです。リスク対策は自分らしい日々を送るための手段の1つに過ぎません。ずっと同じリスクの恐怖が頭から離れないときは、気分転換になることをやってみるなど、意識的に異なる行動を組み込みましょう。

現場MEMO

リスクマネジメントとSNS

　アスリートを取り巻くリスクにSNSと関係するものが増えてきました。SNSは情報を瞬時に拡散できる反面、うっかり失言したり、非公開アカウントを不用意に信じたことで、自分に不利益な情報が無断で世間に公開される危険もあります。また、SNSの匿名性の悪用により、誹謗中傷や罵詈雑言が送られてきたり、事実ではない憶測記事や切り取り記事が拡散されることもあります。いずれの問題もメンタルには深刻な影響を与えます。

　近年、オリンピック選手やプロ選手に対して、ほぼすべてのリーグやチームで「SNSリスクマネジメント研修」が実施されています。年に数回ではありますが、注意すべき点を事前に学んでおけば**うっかりの拡散を減らすだけでなく、誹謗中傷を正面から受け止めないように心の準備**ができます。コロナ禍以降、研修はトップアマチュアや大学・高校のスポーツ強豪校へと広がりを見せています。残念ながら、SNSの利用によって苦しんでいる人が増えている表れだと思います。

自分を信じられない

足元がふらつく理由

　自分はどこまでやれるのか、どのぐらいの実力がついているのか、このままで本当に大丈夫なのか——自分に問いかけたらすぐに答えることはできますか？　自分のことが一番わかっていないのは自分自身だったりするものです。

　自分を信じられないと、何かを選択したり、判断したり、決断することに躊躇してしまいます。「自分らしく」あることに自信が持てないので、迷いが増え、他人の顔色をうかがったり、他の意見に左右されたりもあるでしょう。自分の考えと他人の意見が一致しなければ、迷いはさらに深まります。

　でも、私が考える「自分を信じる」こととは、自分は完璧だから絶対にうまくやれるのだと思うことではありません。むしろその逆で、「人生は山あり谷あり。私には私だけの人生があるはず。どんな今日であっても、たぶんそれが私なんだよね」と、常に自分を肯定できることです。

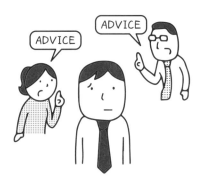

トップアスリートの心得

点ではなく線で考える

アスリートにとって「自分を信じること」と「目の前の相手に勝利すること」は同じ意味にはなりません。「チームやメンバーに対して、自分なりの貢献ができるはずだ」と考えられることが自分を信じるということです。でも、アスリートも人間なので、準備万端でないときや不調続きというときだってあります。それでも、いつもと変わらずに「今が自分史上の最高・最強」だと言い聞かせて試合に臨むことができるのが、自分を信じる力をもっているということです。

アスリートがこのように考えられるのは、**起きたことの1つ1つを点ではなく線で捉えている**からです。線は点の集合で、点を繋げていけば線はさらに伸びていきます。そうした点の連なりは時間の概念に重ねることができます。たとえ試合で1つミスをしても、その結果ですべてが終わるわけではありません。次のチャンスは必ず来る、次も点を生み出して線の先端に繋げれば、その線はさらに長く伸びていきます。線を伸ばしていくことができるのは自分だけ、そうした意識によって前へ進んでいけるのです。

適切な物差しを使う

人は誰もが異なる個性を持っています。アスリートは身体能力を生かして勝負に挑むので、体格の違い、背の高さ、足は速いのか、ジャンプ力は優れているか、パワーがあるのか、視力はよいのか、などが大切な個性です。そうした個性を測る物差しは1つではなく、いくつもの物差しが存在します。そこで重要なことは、

たくさんの物差しのなかから、**自分にとって最も適切な物差しを見つける**ことです。その物差しを使って測ると、自分の個性や強みに集中することができ、その成長や進化がよくわかるようになります。少しずつ成長が実感できるようになると、精神論ではなく根拠を持って自分を信じられるようになっていきます。

 つまずきポイント

他者と比べすぎる

自分と他者を比べてしまうことがありますが、比べすぎは要注意です。世界は広く、上には上が必ずいます。また、他者のある部分だけを見て、自分よりも非常に優れていると思い込んでしまうことがあります。**いつだって、隣の芝生は青い**のです。

比較すべきは常に自分自身にしましょう。3年前の自分や、社会人の自分と学生時代の自分、以前の勤め先にいた頃の自分と今の自分を比較するのもいいでしょう。目指すのは「誰かよりすごい自分」ではなく、「自分史上最高・最強の自分」です。

欠けているところが気になる

視力検査でよく目にする「C」のマーク。あれはランドルト環という名称で、世界共通の視力検査用記号です。この記号を見ると、約9割の人は「円の欠けている部分」に意識が向くといいます。視力検査に慣れ過ぎているからではなく、**人には異なるところや欠落しているところに意識が向く特性**が備わっているからだそうです。でも、自分の足りないところや補うべきところが気になっていては、苦しい気持ちが増すばかりです。誰にでもできて

いることや努力していることはあるので、欠けているものではなく持っているものからカウントしていくように心がけましょう。

現場MEMO

信じるには根拠がほしい

　人が簡単に「信じる」ことができないのは、信じてもいい根拠が見つからないから、ということもあるでしょう。よりどころになるものがなければ、確かに自分を信じ切れませんよね。根拠をつくるには、**「できる限りのことを、自分なりに精一杯やってきた」**と思えることが大切です。そして、そうした根拠づくりの敵は「忙しさ」と「誤った優先順位」だと思います。

　私はアスリート研修で「ある農夫の1日」という有名な逸話を紹介することがあります。ある農夫は、朝起きてから夜寝るまで、休む暇もなく1日中忙しく過ごしました。けれども、農夫として一番大切なはずの畑仕事にはまったく時間が割けなかったことに、寝る前になって気づきました。体は疲れていてもやるべきことがまったく進まなかった農夫は、どんな気持ちになったでしょう？

　忙しかったから、他にもやることがあったから、と言いたくなる気持ちもわかりますが、それは自分を許す言い訳になってしまいます。大事なときに自分を信じられないのは、言い訳の積み重ねに自分自身が気づいているから、ではないでしょうか。

将来がイメージ できない

希望があるから頑張れる

　一生懸命に頑張ってきたのに、できる限りのことはやっているのに、自分の力ではどうにもできない状態に陥ったことはありますか？

　例えば、コロナ禍のような社会を揺るがす感染症が広がったときには、失望して悲観した人も多かったことでしょう。資格試験の実施が中止になったり、企業が採用を見送ったというニュースが多く流れました。参画していたプロジェクトが無期延期になったという話もありました。趣味や旅行、友人との会食などの機会が奪われ、急に孤独を感じた人も少なくなかったと思います。

　このように、近い将来がまったく見えなくなると、人は大きなストレスを感じます。将来がどうなるのかが「わからない」、努力をする意味が「わからない」、とわからないことばかりに強い不安を感じるからです。ここでは、未来が閉ざされて意欲を奪われたときの向き合い方や考え方についてお伝えします。

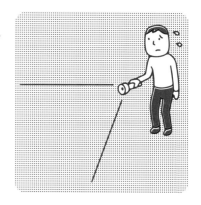

トップアスリートの心得

不安になる隙をつくらない

　2020年以降のコロナ禍では、多くのアスリートも絶望感に包まれました。活躍を目指していた舞台が突然閉ざされ、外出禁止や会食禁止によってチーム活動も制限されました。ほとんどの競技において、アスリートが活躍できるのは30代までです。アスリートたちは現役でいられる貴重な時間は長くないという自覚があるので、世界の断絶に大きな恐怖や絶望を感じたのです。

　そんなアスリートたちができることは、**とにかく体を動かす**ことでした。体を動かすと血流がよくなり、脳にも多くの酸素が届けられます。脳が活性化すると、安らぎの感情をもたらすセロトニンなどの神経伝達物質が増えます。沈みがちな気持ちを引き上げるには、考えるよりもまずは体を動かすことです。非常にシンプルな手段ですが、不安になる時間をつくらないことが効果的です。

先人に学ぶ

　困難な境遇にあった先人のエピソードに学ぶこともお勧めです。アスリートもスポーツドキュメンタリーをよく観ますが、努力しているのに報われない、けれど頑張り続けるという生々しい姿からよい刺激を得られるようです。結局のところ、**「つらいのは自分だけではない」**という実感を得られるのが、先人から学ぶ利点です。つらいときほど視野が狭まり、自分だけに困難が降りかかっていると思いがちなので、意識的に他者にも目を向けます。

孤独に過ごしてしまう

　つらい気持ちがつのると、1人で閉じこもる人も少なくありません。もちろん誰かに会って話す気力がないということもありますが、元気のない自分を見せたくない、周囲に余計な心配をかけたくない、ということもあります。

　そうやって考えてしまうことは決しておかしなことではありませんが、1人で過ごすことがさらに自分を追い詰め、負のループをつくり出します。孤独は喫煙と同じくらいの健康リスクがある、という米国の心理学者の研究結果もあります。**孤独のループにはまると、そこから抜け出すほうがはるかに大変**なことです。

　苦しくても、家から外に出る時間は少しだけでもつくってみてください。外の風に当たって、気が向いたなら、ちょっとお店で買い物をしてみるだけでもいいのです。ずっと1人で過ごさないように注意しましょう。

打開策を考えすぎる

　絶望するほど行き詰まった状況では、自ら解決するのはほぼ不可能なこともあります。にもかかわらず、打開策を探り続けると、ただただ苦しいことになりかねません。自分で解決するのは無理だと思ったら、その正直な気持ちは大切にするべきです。打開策を考えることは一旦やめます。

　考え続けた自分を労い、元気を取り戻すために、まずは自分を甘やかしてみましょう。美味しい食事、行きたい場所、やりたかったことを書き出して、心が動いたものから試してみます。苦し

くなるまで頑張るから何かが解決するわけではありません。気分転換になった行動が、新たなヒントや意欲をもたらすこともあります。行き詰まったときには、**それまでとは違う行動を取ることで、次の解決の一歩を探**るのです。

現場MEMO

変化に適応するものが生き残る

将来がどうしてもイメージできないときは、せめて**目の前の変化には対応していきたい**ものです。イギリスの自然科学者チャールズ・R・ダーウィンの有名な言葉に「生き残る種とは、最も強いものではない。最も知的なものでもない。それは、変化に最もよく適応したものである」というものがあります。私にはこの言葉にアスリートたちが重なります。彼らは、常にたくさんの変化にさらされているからです。

例えば、野球の世界にも新たな変化がもたらされました。米大リーグ機構（MLB）では、2023年シーズンから、投手の投球間に時間制限を設ける「ピッチ・クロック」などの新ルールを導入することにしたのです。新ルールが導入されると、全投手がこれまでの自分のルーティンを見直す必要があります。打者との駆け引きも大きく変わるはずです。この変化が自分に利益をもたらすのか、不利益をもたらすのか、選手たちには新たな「わからない」が加わりましたが、いち早く適応した者が勝者になります。先が予測できなくても、生き残るには変化していくしかないのです。

自分を
理解する
メンタル
トレーニング

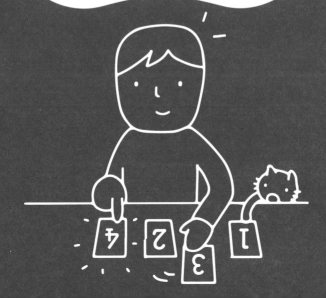

自分を受け入れる

一段上がるための最初の一歩

　このPartでは「自分を知るトレーニング」を紹介します。このトレーニングで最初にできるようになるべきは「自分を受け入れる」ことですが、それができていない人は多いものです。コーチングの仕事をしていると、程度の差はあれど「おっ、この人は自分を受け入れることができているな」と思うことは、ほぼありません。ですから、コーチングの最初の仕事は自分を受け入れられるようになってもらうことです。

　よくあるのは、受け入れられるときもあるけれど、困難な場面や変化が必要なときほどそれができず、意固地になってしまうケースです。おそらくは強い思いやこだわり、人に見せたくないコンプレックスがあって、守りに入ってしまうからでしょう。

　でも、それではいつまでも自分に対する「わからない」を減らせません。周囲からのフィードバックも、自分に都合のよい情報だけに耳を傾け、現状を肯定してばかりでは成長できません。はじめは小さな勇気が必要ですが、どんな自分も受け入れてみることから始めましょう。

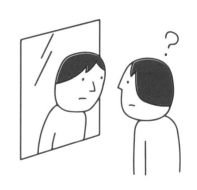

食わず嫌いは禁止

　今の自分を受け入れるために、**まずは意識的に何でも受け入れてみようとする**選手もいます。

　陸上競技で活躍した為末大さんは、「アスリートは食べたいものを食べるのではなく、食べるべきものを食べるんだ」と言いました。栄養士がトマトを出してきたら好きか嫌いかは考えない、アスリートに対してトマトを出してきた事実をそのまま一度は受け入れることが大切だというのです。嫌いな味だったり、体調が悪くなるようなことがあれば、次から食べなければいいわけです。

　伸び盛りのアスリートたちも食わず嫌いをしないようにしますが、それが合わなければすっと手放します。**①受け入れる、②考える、③やってみる、④続ける、という4つのステップ**で進め、どのステップでも違和感があればそこで終わりです。未経験なものを自分の判断で避けずに一旦は受け入れることで、可能性を広げようとするのです。ちなみにこの４つのステップで一番難しいのは「①受け入れる」です。なぜなら、受け入れられない人は、自分が「受け入れていない」という事実に気づいてないからです。コーチングをしていても、非常に難しいのは気づいてもらうことです。「①受け入れる」ができるようになると、思考に柔軟性が生まれるので、「②考える」と「③やってみる」は勢いに乗って進みます。

　また、①の次に難しいのは「④続ける」です。継続することでさらに力がついていきますが、それには日々の努力が必要なので、続けられない人も多いのです。

ほしい情報だけを探す

　都合のよい情報や意見だけを集め、こうありたいと望むことと、自分を受け入れることはまったく異なります。ほしい情報だけを集めてもそれらは一面的なので、本当の自分を知ることはできません。

　それどころか、周囲からのフィードバックに対して「ほしかった意見とは違う」と無視したり、不機嫌になったりしては、周囲との関係にも影響するでしょう。

パラダイムにとらわれる

　パラダイムとは、ものの見方や捉え方の枠組みのことです。自分の中にあるパラダイムが固定的であれば、予想外の変化や飛躍的な成長は難しくなってしまいます。チャンスを掴めないのはもったいないものです。

　例えば、私の80代の父には「スマホは使いこなすのが難しそうだし、コミュニケーションアプリも乱立していてよくわからない」というパラダイムがありました。テレビや家族の会話に自分は使っていないスマホやアプリの話が頻繁に出てくるのでストレスを感じていましたが、中学生の孫に促され、渋々ながらスマホを利用してみると、想像以上に使い勝手がよいことに気がついたそうです。今では孫だけでなく、家族や友人ともLINEを使って活発にコミュニケーションをとるようになりました。

　このようにパラダイムから離れると、世界もさらに広がりをみせるのです。

あるがままを受け入れる大切さ

　CTIというコーチングスクールがあります。CTIは世界で初めて国際コーチング連盟のACTPに認定され、各国で行われている実践型トレーニングプログラムを展開する団体です。「NCRW」とはコーチング用語で、そのCTIが重視している考え方の1つです。

　NCRW は「People are naturally creative, resourceful, and whole.」の頭文字を取ったもので、CTIジャパンを運営する株式会社ウエイクアップは「人はもともと創造力と才知にあふれ、欠けるところのない存在である」と訳しています。当然アスリートにも、それぞれに固有の身体的・性質的特徴や差異があり、それに関連した競技特性上の優劣があります。背が高い人もいれば低い人もいるものですが、ないものねだりをしたところで状況は何も変わりません。

　例えば、三日月は一見欠けた部分があるように見えますが、NCRWの考え方に添えば、三日月は「すべてを備え、欠けるところのない存在（三日月として完全な存在）」となります。満月と比べて、己の欠けた部分を嘆くことはしません。アスリートへ勧める考え方もこれに似ています。**親から譲られた性質や体格という個人的特徴を、欠けているものがない、完全な姿として捉える**ようにするのです。

　こうして、あるがままの自分を受け入れることは、自分を理解し、自分らしく前に進んでいくための第一歩です。

客観視する
冷静さを取り戻す方法

　自分を知るためには、自分を客観視することが欠かせません。人は通常、「自分」を中心に据えて世界を見ています。主人公は自分なので、自分にはどう見え、自分はどう感じ、どうしたいのか、ということに偏るのですが、この偏り過ぎる視点を分散するのに効果的なのが、自分自身を客観視することです。

　客観視では、自分に関わることも文字通り第三者の立場から眺めます。第三者の視点で自分の状態を冷静に捉えると、落ち着きを取り戻すことができ、プレッシャーのかかる場面でもメンタルの負荷を下げることに役立ちます。

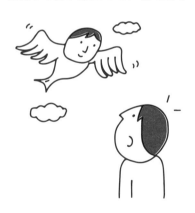

　では、アスリートはどのように客観視をして、よりよいパフォーマンスにつなげているのでしょうか。

 トップアスリートの心得

データの数値で自分を見る

　アスリートは、常にデータの数値で自分自身を測ることで、自

分を客観視しています。

　例えば、あるスポーツチームのアスリートたちは、起床時に「今日の調子」を点数化して記録します。点数の物差しは選手によって異なり、「22点、19点、25点……」と低い数字が並ぶ選手もいれば、「91点、97点、89点……」と高い選手もいます。重要なのは**点数の大きさではなく記録を続けること**で、その後に調子が悪くなっても、「点数で見れば、今日は5カ月前ほど悪くはない」と自分で客観視できるのです。

　こうした客観視は、**「いつも通りやっている」という思い込み**や**「少しパワーがついてきたかも」という根拠のない希望的観測を冷静に排除する**ことにも役立ちます。起床時など毎日の決まったタイミングで、手帳やスマホのカレンダーに自分が感じる数字を書き込むだけですので、一般の方にもお勧めの方法です。

コーチやカウンセラーを支えにする

　多くのアスリートには、パフォーマンスや技術の成長を日々そばで見守ってくれるコーチと、主にメンタルの状態を定点観測してくれるカウンセラーがいます。後者のような、**自分のことを定期的に、外から客観的に見てくれる存在**も大きな支えになります。

　私自身もメンタルカウンセリングを受けることがあります。お金もかかるので年に数回ですが、カウンセリングによって自分を客観視した情報を手に入れることができます。ここでのポイントは「同じ人にお願いする」ことです。私自身のコーチとしての経験でも、初見で他者を客観視するのは非常に難しいものです。回数を重ねると時間軸での比較ができてより適切なフィードバックが可能になるので、同じ人と定期的に話すことが効果的です。

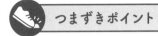

自問自答に苦しむ

　客観視するために真っ先にやろうとするのは「自分への問いか
け」でしょう。ですが、自問自答には注意すべき点があります。
それは「なぜ（Why）？」を自分に問い過ぎてしまうこと。理
由に意識が向くと過去を思い出しがちになり、必要以上に自分を
追い詰めて苦しさが増します。また、原因を自分ではなく外に求
めると、周囲に対して疑心暗鬼になることもあります。

　自分へ問いかけるには「何（What）？」がお勧めです。「何を
変えてみようか？」「何に挑戦してみようか？」と自問すると、
意識が今や未来に向きやすくなります。

他者の意見を気にし過ぎる

　自分を客観視するときに、他者の意見を参考にしようと努める
のはいいことです。けれど、他者の主観的な意見を浴びて、自分
の傷を深めてしまうこともよく起こります。

　他者の意見や助言が常に客観的なわけではありません。必要な
のは客観的な視点です。他者にアドバイスや意見を求めるときは、
**「主観ではなく、冷静に客観的な意見をくれそうな人」を選びま
しょう。** また、その人の言葉のすべてを事実として受け入れるの
ではなく、「そういう意見もある」程度に受け止めます。自分の
中では情報や材料の1つとしておくくらいがちょうどいいのです。

　このように、自分のために時間を割いてくれたことには感謝し
つつも、その内容に縛られ過ぎないように気をつけましょう。

言語化のメリット

アスリートには異なる競技の選手たちと交流する機会があります。アスリート研修に組み込むことも多いのですが、異なる競技の選手と話すときは、必然的に言葉で説明する場面が増えるものです。その様子を見ているとわかるのは、結果を出しているアスリートほど、**感情的・感覚的な表現ではなく、自分の取り組みや状態を具体的に言語化することに長けている**ということです。「ハードルを越えるときの抜き足に課題を感じていて、振り上げ足に対して角度が保てないときはタイムが出ない」などと話すアスリートの様子からは、自分を外側から俯瞰的に客観視できていることがうかがえます。客観視できているからこそ、明確な言葉で表現できるのです。

言語化で思い出すのは『完訳 7つの習慣 人格主義の回復』(スティーブン・R・コヴィー著、キングベアー出版)という書籍です。この書籍では「すべてのものは2度つくられる」という言葉とともに大工さんの例が出てきます。大工さんが家を建てるとき、いきなり木を切り、釘を打つことはありません。その前には設計図を描き、イマジネーションの世界で一度その家を建ててから実際の建築にかかります。**言語化はこの設計図に似ている**と思います。もし何かしらの苦しさを感じているときは、設計図を描く前に建築に取り掛かり、どう解決すればいいのかわからなくなっているのかもしれません。そういうときは、自分の状態を言語化してみると、解決の糸口が見えてくると思います。

03 利き五感に気づく

自分の新たな一面の発見

　自分の血液型を知らない人でも、利き手や利き足がどちらかは知っていると思います。では、「利き五感」という言葉を聞いたことはありますか。人には視覚・聴覚・触覚（味覚・嗅覚を含む）のいずれかに無意識な偏りがあり、どの感覚を強く感じるかは個人差があるといわれます。

　私は「言葉を尽くして丁寧に説明すれば、相手は必ずわかってくれる」と考えがちなのですが、それは聴覚を重視するタイプだからのようです。一方、視覚や触覚を重視する人たちにとっては「くどくどと話す人に見える」と指摘されたことがあります。自分の利き五感を知っておくと、他者とのコミュニケーションを円滑に進めるヒントになりそうです。

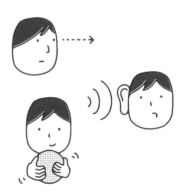

 トップアスリートの心得

VAKテストで利き五感を見つける

　アスリートは選手人生の早い段階で自分の利き五感を確認します。同様に、アスリートを支えるコーチたち指導者も自分の利き

五感を把握します。利き五感はVAKテスト（視覚Visual・聴覚Auditory・触覚／運動感覚Kinesthetic）というもので測るのですが、私の会社では専門家と一緒に開発したアスリート向けのVAKテストを用いています。このテストでは受検者が10数個の質問に3択形式で回答することで、利き五感を割り出すことができます。

　利き五感を知るメリットは、アスリートがトレーニングや知識学習のときに**「どのような方法が自分に適しているのか」がわかる**ようになることです。また、指導者側は自分のコミュニケーション上の癖を自覚することができます。

　例えば、聴覚優位なコーチは言葉で丁寧に話せば必ず伝わると思っていますが、視覚優位な選手からすればノートやボードに図を書いて説明してもらったほうがはるかに理解しやすくなります。コーチとアスリートの双方が利き五感を自覚できると、相手の得意な五感に働きかけて伝えられるようになり、言ったはずなのに伝わっていなかったなどのコミュニケーションミスを防ぐのに役立ちます。

五感への意識を高める

　日頃、五感をどれほど意識して日常生活を送っているでしょうか。体の不調やストレスを感じたとき、実はその原因が病気として顕在化する前の五感のトラブルという可能性もあります。

　あるアスリートは視覚が重視される競技なのに、VAKテストによって聴覚が優位だとわかりました。そこで、まずは聴覚によって練習や試合で他者よりも優位になる場面を洗い出しました。持って生まれた自分の利き五感を重要な武器として意識し直した

のです。その一方で、意識的に視覚を強化しようと練習をすると、今度は左右の目の機能差がわかりました。この機能差が体の微妙な傾きや慢性的な疲れ目を引き起こしているようでした。

　このように、五感を意識すると**自分の隠れた特徴を理解する**ことができます。また、隠れた特徴によって体に微妙な違和感が生じたり不調の要因になっていることがわかると、改善に向けて次の手立てを考えられるようになります。

 つまずきポイント

「相手も自分と同じ」と思い込む

　人はみなそれぞれ違うと頭ではわかっていても、実際には見落としてしまう「違い」も多くあるものです。違いを見落として、相手も自分と同じだと思い込むと、実態と思い込みは乖離していくので余計なストレスを感じます。例えば、自分の「利き○○」を知り、自分が快適な状態を得ようと行動するのは100点中の50点です。なぜなら、相手にも固有の利き○○があり、それを理解されずに扱われればストレスを感じるからです。100点の行動とは、自分の利き五感を自覚しつつも、相手のストレスに注意して振る舞うことです。**「相手と自分は違う（かもしれない）」を前提**に、互いに配慮し合うことでよい関係が構築できるようになります。

五感の機能を弱めてしまう

　昨今、五感を通して得る情報の多くがデジタル化されています。映像を通して見たり聞いたりすることは、視覚や聴覚がデジタルデータに接しているということです。映像データではその場所の

風や空気の匂い、味覚までを直接感じることはできません。デジタルデータがあふれる環境は、現代人の五感を弱めていると感じます。また、パソコンやスマホの利用によって視覚ばかりを使う時間が増え、五感のバランスは崩れています。そもそもテレビが発明される以前は映像を日常的に見ることはなかったので、人類の歴史上、今のほうが特殊な状況です。ところで、一般人の約8割は視覚優位という結果がありますが、アスリートは約4割です。アスリートはトレーニングや試合で忙しく、テレビを見る人が少ないことが関係しているかもしれません。五感の感度を高めたりバランスを取ったりするには、人工的に作られた場所から離れ、自然あふれる公園や海などへ行くことがお勧めです。**光景に多様性があり、匂いや風を感じるような、視覚・聴覚・嗅覚・触覚の4つの感覚が刺激される場所**が理想的です。

現場MEMO

微細感覚トレーニング

　アスリートは自分の「利き五感」を知って生かすだけではなく、五感の微細な感覚を研ぎ澄ますトレーニングを行います。これは微細な感覚までわかるようになることで技術向上の余地に気づき、パフォーマンスの改善に繋げるためです。例えば野球の送球（スローイング）では、ボールを離す最後の瞬間まで触れているのは人差し指と中指の先端部です。繊細なボールコントロールを可能にするには指先の小さな感覚を見すごさないことが必要なため、専用のトレーニングによ

って感覚を高めるのです。

　私の会社では東京藝術大学大学院出身の河内晋平氏（株式会社studio仕組）の監修・協力の下、「微細感覚トレーニング」を開発してアスリートに提供しています。このトレーニングは感覚を物差しで表し、その目盛りをより細かくして、いわば**身体感覚の解像度を上げていく**ような作業をします。例えば、視覚のトレーニングではカラーカードを使います。はじめに黒と白の中間の「灰色」を探し、次に灰色と白の中間の「灰白色」、その次に「灰白白色」を探します。このように単に白と黒とグレーの違いではなく、色の違いをより細かく見分ける練習を重ねます。細かい違いが見分けられるようになると、試合中の対戦相手のユニフォームの陰影を捉え、瞬時に「動いた！」「いつもとフォームが違う」などを感じ取れるようになります。

　触覚のトレーニングでは紙ヤスリを使います。目隠しをして指先だけの感覚で紙ヤスリの目の粗さを仕分ける練習で、指先感覚を研ぎ澄ますのに有効です。紙ヤスリはツルツルからザラザラまでありますが、野球選手のピッチャーは13段階、野手は7段階に分けて、指先の感覚だけを頼りに正しい順番に並べます。ピッチャーの段階が野手よりも細かいのは、より鋭敏な感覚を求められていることをピッチャーに自覚してもらうねらいもあります。このようなトレーニングを重ねることで、アスリートは一般人では見分けがつかない小さな違いを感じ取れるようになっていきます。

VAKタイプ診断テスト

私の会社で実際に使用しているVAKテストの一例を紹介します。
自分の「利き五感」が何であるかを確認してみてください。

問1 時間が経つのを忘れてしまうのは……
Ⓐ 夕日を見るとき
Ⓑ 鳥のさえずりを聞くとき
Ⓒ 花の匂いをかぐとき

問2 旅先で目的地に向かうときは……
Ⓐ 地図を頼りにする
Ⓑ 誰かに聞きながら向かう
Ⓒ 本能・直感を信じる

問3 朝起きて夢から目覚めるときに一番記憶に残っているのは……
Ⓐ 場面や景色
Ⓑ 話していた内容や言葉
Ⓒ 感覚や感情

問4 メニューから食べるものを選ぶとき、次のことを好みます。
Ⓐ 料理の写真を見る
Ⓑ 店員さんに質問する
Ⓒ どんな味かを想像する

問5 自由時間を楽しく過ごすには……
Ⓐ テレビや映画を観る
Ⓑ 誰かと話をする
Ⓒ 何かをやったり、何かを作ったりする

問6 人の_____を思い出すのは簡単です。
Ⓐ 顔
Ⓑ 名前
Ⓒ 印象

問7 覚えている「人生で最も古い記憶」は……
Ⓐ 見たもの
Ⓑ 聞こえた声や音
Ⓒ したこと

問8 初対面の人について記憶に残りやすいのは……
Ⓐ その人の見た目
Ⓑ その人が言ったこと
Ⓒ その人の雰囲気

問9 自分で新しいドアノブを取り付けるときは……
Ⓐ 説明書を読む
Ⓑ 誰かにやり方を聞く
Ⓒ とにかく自分なりにやってみる

問10 音楽ライブに行ったときは……
Ⓐ 歌手や演奏者を見る
Ⓑ 歌詞に聞き入る
Ⓒ 音楽に合わせて踊る

結果

Aが多い人 ➡ 視覚優位の傾向がある
Bが多い人 ➡ 聴覚優位の傾向がある
Cが多い人 ➡ 触覚優位の傾向がある

性質・性格の特徴を知る
大きな武器への変換

突然ですが、自分の性質や性格をどこまで理解していますか？性質や性格はメンタルにさまざまな影響をもたらしますが、日常生活で「あなたの性格の特徴は？」と面と向かって聞かれることは少ないと思います。答えるにしても「面倒見がよいと言われます」など、当たり障りのない返事でやりすごすかもしれません。性質と性格には違いがあり、一般的に「性質」は持って生まれたもの、「性格」は社会生活や他者との接触経験により後天的に形成されたものとされることが多いようです。もし自分のなかにネガティブに感じる性質や性格があったとしても、それはマイナスの影響ばかりではありません。自分の性質や性格の受け止め方、生かし方を理解しておくと、それは大きな武器になります。

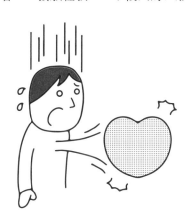

 トップアスリートの心得

性質・性格は第四の武器

アスリートが練習や試合を行ううえで最も重要となる土台はフ

ィジカル（身体能力）です。十分な身体能力や体力があってはじめて、強度の高い、継続的な練習を行うことができます。次に重要なのは競技技術、そしてほぼ同位で戦略・戦術と続きます。そして四番目の土台が、自分の性質・性格です。これらは成長や目標到達に欠かせない要素になります。

　例えば、某アスリートは自分の調子が悪いときでも試合前や試合中のベンチで大声を出して仲間を鼓舞することで有名です。明るく勝ち気な性格を武器に、チームへ貢献することができるのです。仮に一軍ベンチに入れるか入れないかのギリギリの評価にある選手の場合、明るい性格はベンチ入りの決め手になることがあります。それは大量点を取られた後であってもムードメーカーとしてベンチを盛り上げ、**逆転しようとする前向きなエネルギーを生み出すことができる**選手だからです。性質・性格は個人にもチームにも影響を与えることができます。ここでは明るい性格を例に挙げましたが、どんな性格であっても武器にすることは可能です。

性質・性格をニュートラルに捉える

　トレーニングを積むアスリートであっても、性質・性格のいい面をすぐに考えられるわけではありません。そのためメンタルトレーニングの初期段階では「性質や性格はニュートラルに捉える」ことを学びます。最初に表面的な印象や思い込みで評価してしまうと、偏ったレッテルに支配されて性質・性格を武器に転化しにくいので、まずはニュートラル（中立）を意識するのです。

　例えば、人は「小心者」と聞くと短所と受け止めがちですが、「小心者」には性急にならない、慎重に情報収集や比較検討を行う、

勢いやムードに流されずに我を通す、などよい面もあります。意味を**ニュートラルに捉えるとよい面も見いだす余白が生まれます。**性質・性格をよい／悪いで判断し、片面だけを見てしまうことなく、できる限りよいほうに解釈することで、アスリートは自分の特徴を武器に変えます。

 つまずきポイント

できない理由にしがち

　何かが思うように進まないとき、その理由を性質・性格に押し付けることはありませんか？　環境や他者のせいにすることを他責思考といいますが、自分の性質・性格のせいにするのも「変え難いことが原因となっているから仕方ないと考える」という意味では他責思考といえそうです。自分の性質・性格に嫌いな部分があるときは、まずは「性質・性格はニュートラルに捉え」、自分の性格によい面もないかと探してみましょう。インターネットで「飽き性　いい面」「寝坊　いい面」「短気　いい面」とクロス検索するのもお勧めです。こじつけのような検索結果もありますが、**自分が気づかなかったよい面が見つかったり、同じように悩んでいる人の存在に気づく**こともあります。

性質・性格を無理に変えようとする

　生まれながらの性質や、長年にわたって形成された性格を簡単に変えるのは難しいでしょう。自分の性格はダメだからと排除しようとすれば、さらに苦しくなります。

　変わらないものや変え難いものに挑むと、メンタルには相当な

負荷がかかります。また、変えようと考える間は嫌いな自分の一面とずっと向き合い続けることになり、これも気持ちが晴れる行為ではありません。**「これも含めて自分なんだ」と思うこと**が大切です。性質・性格はトランプのゲームで最初に配られた手札だと考えましょう。変えようとしても変わりません。手札をどう生かすかをゲーム感覚で考え、新たな戦略を練ってみるぐらいの心持ちがいいと思います。

現場MEMO

性格カードの活用

　好奇心旺盛、粘り強い、真面目、計画的、優しいなど、人間の持つ性格タイプがカード形式になった市販商品はたくさんあります。アスリートのメンタルトレーニングでは、その中から自分の性格に近いものを5枚選び、「ポジティブなもの」と「ネガティブなもの」に分けてもらいます。すると、**性格に対する個人的判断や思い込みが透けて見えてくる**のです。

　例えば「引っ込み思案」のカードをネガティブ群に選んだ選手に理由を聞くと、「引っ込み思案はネガティブに決まってるでしょ」という反応があります。でも、引っ込み思案は悪い面ばかりではありません。言い換えれば思慮深い傾向も強いわけで、そんな選手が勇気をもって発言すればチームは喜んで耳を貸すでしょう。自分がネガティブに思う部分でもチームに貢献できることがあるのではないかと思考を促すのに性格カードは効果的なツールです。

コミュニケーション特性を知る

コミュニケーションの「わかる」を増やす

　他者との円滑な意思疎通のためにコミュニケーション能力が重要なことは、多くの人が感じていると思います。性質・性格に個性があるように、コミュニケーションにも人それぞれの個性（特性）が出るとされます。誰にでも「どうにもうまく付き合えない相手」もいれば、「苦もなくうまくいく相手」もいますよね。コミュニケーションにも個性があって、コミュニケーションの中の「わかる」ことが増えていけば、意味なく心配したり焦ったりすることは減っていきます。ここでは、コミュニケーション特性という視点で、わからないことを減らしていきましょう。

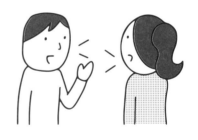

 トップアスリートの心得

コミュニケーションで他力を生かす

　黙々とトレーニングに打ち込むアスリートの姿をテレビなどで見たことがあると思います。トレーニング中は寡黙に見えるアスリートたちですが、周囲とのコミュニケーションは欠かせません。

厳しい世界で勝ちあがっていく力をたった1人でつけるのは非常に難しいことだからです。他者の力を借りないと、本来自分が届くはずだったレベルまでたどり着けずに選手生命が終わってしまうこともあるので、**自分の可能性を最大限に生かすには他力を生かす**ことが求められます。仮に個人競技であっても、さまざまな専門家や支援者の力を借りるので、それには高いコミュニケーション能力が求められます。

　コミュニケーション能力を高めるには、自分にどんなコミュニケーション特性があるかを知っておくのが役立ちます。**足りない特性があれば、どうしたらそれをカバーできるかを考えて行動する**こともできます。もし、人に声をかけにくいタイプだと自覚しているならば敢えて積極的に自ら働きかける、敬語が苦手であれば年長の指導者により注意しながら話しかける、などを行うといいでしょう。これはビジネスの場面でも同じことです。

　自分にはどんなコミュニケーション特性があるかを認識していますか？　コミュニケーション特性を把握する方法は簡易の無料版から高額で精緻な調査までさまざまあります。興味があればweb検索で調べ、試してみるといいでしょう。

相性の悪さと戦わない

　コミュニケーション特性はいろんなタイプがあり、個性によってコミュニケーションの方法も異なります。主張はするけれど人の話は聞かないタイプもいれば、人の話は聞くけれど主張はできないタイプもいます。そこにコミュニケーションの相性が生まれますから、「苦もなくうまくいく相手」もいれば、「どうにもうまく付き合えない相手」もいることになります。

冷静に考えれば「誰とでもうまくやれる」ことがあるはずもなく、そういう期待を自分のなかに残すとストレスが生じます。**相性の悪い人も山ほどいるけれど、それが人生。**割り切って受け入れてしまえば、気持ちは案外楽になります。

　しかし、相性の悪い人と常に関わらざるをえない場合はストレスも大きく、受け入れることが難しいかもしれません。アスリートも同じで、監督やゼネラルマネジャーと相性が悪いと、「まるで進路を阻むかのようにどんと居座っているように感じる」というときがあります。企業に勤めるビジネスパーソンも上司に似たような感情を抱くことがあるのではないでしょうか。そうであれば、私は「急がば回れ」を勧めます。どんなときも道は1つではありません。移籍や転職という自由な選択肢は誰にでもあるのです。

　相性の悪い相手に挑みたいときは挑み、元気の出ないときは迂回する、それが賢明な判断です。相性の悪い相手と必ず関わる必要はありません。仕方ないと思ってやり過ごすのも方法の1つです。

 つまずきポイント

相手を嫌いになる

　コミュニケーションを取るにあたってストレスを感じるAさんがいるとします。ストレスの理由は「Aさんからあなたへの悪意」「コミュニケーション特性の相性の悪さ」「Aさんのメンタル面や取り巻く環境の事情」などさまざまなことが考えられますが、苦手な人の存在は自身のメンタルにささくれのように小さな痛み

を生じさせます。

しかし、相性の悪さを理由に相手を完全に嫌悪してしまうと、ネガティブな感情が自分の心に残って、より自分が苦しむことになりかねません。また、コミュニケーションの相性が悪いだけで、相手とは徹底的に合わないと決めつける判断は早過ぎることもあります。**必要以上に相手を嫌ったり遠ざけたりせずに、迂回路でやりすごす**ほうが、自身のメンタルを保つのに効果的です。

自分を譲りすぎる

コミュニケーション特性の違いや相性の悪さを回避したい一心で、相手に対して過剰に譲歩することもよくありません。**納得しきれていない譲歩は自分の心に嘘をつく**ことになるので、メンタルへの負荷を増大させるからです。

ここでは相手を尊重しながら適切な方法で自己表現を行う「アサーティブコミュニケーション」を紹介します。コミュニケーションでは受容と主張のバランスが重要で、主張もしっかりと行うべきです。相手を尊重しつつも、自分の意見や気持ちを伝えるときの主語は「私（I）」にします。これを「Iメッセージ」といいますが、こうした話し方も忘れないようにしましょう。

現場MEMO

エゴグラムで把握する

多くのスポーツチームは、選手と指導者のコミュニケーション特性を積極的に把握しようとします。その方法の1つが

「TEG（Tokyo University Egogram：東大式エゴグラム）」です。TEGとは、東京大学医学部心療内科TEG研究会が交流分析理論に基づいて開発した性格検査です（専門知識を有する心理学の専門家の下でのみ使うことが許可されています）。

　私の会社では、アスリートのメンタル事情に詳しい心理分析とカウンセリングの専門家によってこの検査を実施しています。検査後には選手や指導者のコミュニケーション特性と注意点をまとめたレポートを作成し、検査対象者だけではなくチームにも提供するのですが、監督・コーチ・チームスタッフが選手とコミュニケーションを取るときの基礎情報として非常に有意義である、との評価を得ています。

　なぜ有意義かといえば、それぞれの選手にどのようなコミュニケーション特性があるのかを理解しておくことで、**指導者側には心構えができ、選手への指導方法を細かく判断することができる**からです。

　仮に、対人関係が苦手という特性の選手がいれば、「遠慮して言えないことはないか、先輩選手の子分扱いをされてはいないか」など、小まめに声かけをしながら観察します。一方通行の画一的な指導ではなく、選手の性格に合わせたコミュニケーション方法を使い分けることで、選手との信頼関係はぐっと構築しやすくなります。このようなTEG検査の活用によって、選手を大切に効果的に育てていこうとするのが昨今のプロチームの傾向です。

真の価値観を知る

何を優先したいのか

　価値観とは「どんなことに価値を見出すのか、もしくは見出さないのか」についての個人的な考え方のことです。

　日々の生活の中では、価値観をはっきりと意識することは少ないのではないでしょうか。でも、よくよく自分の考え方や行動を紐解くと、そこには理由がありそうです。それはあなたが人知れず大切にしていたり、優先して考えていることだったりするはずです。それが価値観です。

　アスリートも自分の真の価値観を正確に認識していない場合があるのですが、メンタルトレーニングで価値観を明らかにすると、モチベーションを大いに刺激し、競技成績で結果を残せるようになります。

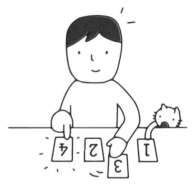

 トップアスリートの心得

モチベーションの源泉は価値観

　アスリートがハードなトレーニングやタフな試合に挑み続け、乗り越えていくためには、体と心の真ん中から湧き起こるような

強力なエネルギーが必要です。そのエネルギーを生み出すのがモチベーションです。

モチベーションは、誰に何を言われずとも、自分がそうしたいと強く思い、行動せずにはいられなくなるような目的意識のことですが、**モチベーションに直結しているのが価値観**です。価値観こそが本当の欲求と捉えるとわかりやすいかもしれません。

心に宿る欲求の存在を認識できると、人はそこに近づこうとします。欲求をかなえるためには苦しいことにも耐え、やる気を持続できるようになるのです。

一方で、自分が何を欲しているかがわからなければ迷子になってしまいます。この場合、自分探しが始まってしまうこともあり、練習や試合での勝負に集中できなくなることもあります。

他人に語らず、自分に正直に

価値観において重要なのは、**自分に正直であること**です。アスリートには「パワーが欲しい、パワーが大切だ」という価値観を持つ人がたくさんいるのですが、「パワー」とは何のことでしょうか？　一般的にパワーには、大金を稼ぐ、芸能人と結婚する、優勝するなど、大きなお金・絶対的な権力・誰もが称える名声や知名度などが含まれます。とても正直な欲求だと思います。

一方で、社会の目を気にして発言するアスリートも少なくありません。取材やインタビューで、社会から評価される言葉を言わなければと考えるあまり、「みんなのために頑張りたい」とばかり口にしていると、いつしか自分の本当の欲求と乖離していきます。こうして自分の真の価値観を忘れ、社会的評価に縛られて心が無理をしてしまうこともあるのです。

これは一般社会でもあることではないでしょうか？　自分の欲求をキレイな言葉でオブラートに包んでいるうちに、**本当の気持ちがわからなくなってしまうこと**はありませんか？　でも、真の価値観を自覚しておけば、何かを選択したり、行動したりするときの判断基準を捉えやすくなります。価値観に相反する選択や行動が減れば、後悔や違和感を感じることも減っていくでしょう。

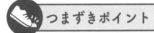 つまずきポイント

お行儀のよい価値観

価値観を明らかにするのは、誰かに価値観を語るためではありません。アスリートのメンタルトレーニングでは、他者に話す価値観と自分で思っている価値観は違っていてもいいと伝えています。でも、若い選手は言動一致すべきと思い込み過ぎ、**美しい言葉の通りの価値観を抱けない自分を責める**ことがあります。真の欲求や価値観に繋がらないと力は出しにくくなるので、そのままでは成功せずに終わってしまうこともあるでしょう。

価値観は自分の心の内に秘め、人に語らなくていいものです。自分の心に正直に価値観を見つけ出せば、帆船が海原を滑るように前に進む大きなエネルギーも湧いてくるようになります。

なお、見栄えがする、格好いい、今の時代らしさを感じる、などといったものに価値観は無意識に引き寄せられやすい側面があります。心から自分が望んでいるものであればいいのですが、**時代の空気に流されるときもある**ので、ときどき自分に問いかけながら見直してみることもお勧めします。

価値観の炎から遠ざかると、無気力になる

　何についてもまったくやる気が起きず、日々、水面を漂う浮き草になったような気がするならば、それは本当の欲求から遠く離れた場所に身を置いているのかもしれません。

　価値観は炎に似ていると思います。直上にいれば強力なエネルギーを得られ、炎から少しずれても温かさの恩恵を受けられます。でも、遠く離れれば冷えて凍えてしまいます。

　誰の中にも必ず価値観はあり、そこには炎が燃え上がっているものです。本当にやりたいこと、欲しいものは何でしょうか？ たどり着きたい場所はどこでしょうか？　本当はやりたくないことは？　**心の中に真の価値観が隠れていないかを探し、捉え直してみましょう。**小さな炎が見つかれば少しずつ正直に向き合っていくのがいいでしょう。

> 現場MEMO
>
> ### 価値観トーナメント
>
> 　「自分の価値観を知ろう！」と言われてもどうやったらいいのかわからないという人にお勧めなのが、「価値観トーナメント」です。
>
> 　価値観トーナメントとはOWN PEAK代表の伴元裕氏が作ったワークで、誰でも簡単に価値観を見つけることができます。伴氏はアメリカのデンバー大学大学院（スポーツ＆パフォーマンス心理学修士）で、オリンピックメダル獲得数最多を誇るTeam USAのメンタルアプローチを学びました。帰

国後はメンタルトレーナーとして活躍しています。

　このワークでは、人が一般的に持っているであろう12の欲求（価値観）を挙げて、「どちらが大事？」と自分に問いかけながらトーナメント方式で戦わせます。「パワー vs 慈悲」「楽しさ vs 関係性」「流儀 vs 承認」など、より大事にしたい欲求をゲーム感覚で対戦させるのです。対戦によって重視する欲求が絞り込まれると、本当に大事にしているものは何か、何を優先させたいと思っているのかに気づくことができます。

　トーナメント結果では、思っていた通りの欲求（価値観）が勝ち残る選手と、想定していなかった意外な欲求（価値観）が勝ち残る選手がいます。どちらの場合でも、なぜこの結果が出たと思うのか、その理由を探ってもらいます。また、トーナメントに勝ち残った価値観がしっくりこないのであれば、12の価値観の中でどれが一番しっくりくるかも探します。

　このワークでは自分の価値観を捉え直すことができますが、もう1つ大事なことは、**価値観は1人ひとり異なるという実態に選手自身が気づける**ことです。同じ競技で切磋琢磨するアスリート同士でも、優先させたいことや欲しいものはそれぞれに違います。「こんな価値観を持たなければ」という固定観念や思い込みを手放し、自分は何を大事にしてアスリートになったのかを再び認識すると、その価値観のために今やるべきことを考え、行動に移すことができるのです。

「目標」と聞いて何を思い浮かべますか？ 受験生であれば志望校合格、企業に勤めていれば個人目標や部署目標を達成するために努力することもあるでしょう。

では、今までの人生で、目標はどのように作られてきましたか？ 目標は大なり小なり、外部からの影響を受けるといわれます。自分自身の目標を決めるときにも、外からもたらされた何か、例えば評価や強制力、報酬などが理由になったことはないでしょうか。

そうした外からの影響を受ける目標を「外発的目標」といいます。一方、目標にはもう1つ、「内発的目標」というものがあります。アスリートは内発的目標を生かして、自分の可能性を高める工夫をしています。ここではその例を見ていきましょう。

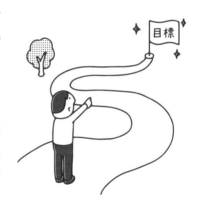

 トップアスリートの心得

自分を引き上げてくれる内発的目標

アスリートにとっての外発的目標の一例は、スポンサーから支

援継続の条件として表彰台に上がることを求められ、それを目標にすることです。つまり、外発的目標とは外から与えられた目標です。外発的目標はその目標レベルが高すぎて非現実的であると、モチベーションを上げることはできません。

　一方、**内発的目標とは自分自身で決める目標**です。すべてのケースに当てはまるわけではありませんが、自己ベスト更新を目指すことは内発的目標といえます。また、内発的目標は背伸びをすれば手が届くくらいの目標が好ましいとされます。頑張ればかないそうな目標であると、自分を引き上げる力が発揮されます。

　本来、目標には自分を引き上げる力があるという研究があります。目標のあるなしが結果や成果に大きな影響を与えるだけではなく、適切なレベルの目標を掲げれば、さらに前進する力が増すそうです。そのため、アスリートは自ら目標を設定し、引き上げの力を活用します。

目標の先に「大目標」と「目的」を定める

　引き上げの力を強化するには目標の先に「大目標」や「目的」を掲げ、その内容を明確にします。例えば県大会ベスト8という目標の先に掲げる「県大会で優勝して甲子園出場」というのは大目標です。目標の達成後、その先にさらに目指すものがあると、人は努力のエンジンを休めることなく前進していくことができます。

　目的はもう少し抽象度が高いものになります。例えば、これまでお世話になった人たちに感謝の気持ちを届け、元気づけたいというのは目的です。目的の前で県大会ベスト8も甲子園出場も違いはありません。**自分がその目標を目指す理由や目標にたどり着いた先にありたい姿が目的**になります。アスリートはまず具体的

な目標を持ち、目標に到達するために我慢を重ね、努力します。そうした日々は決して楽ではありませんが、厳しい道のりから脱落しそうなときには目的の存在が勇気づけてくれます。

メンタルトレーニングによって内発的目標と目的がストレートに繋がると、自分を駆り立てる状態を作り出します。苦しみを苦しみと感じず、長い道のりを長いと感じなくなることがありますが、これをパーパス・ドリブン（purpose-driven）といいます。

「目的」はふわっと抽象的でいい

目的は理想として掲げる抽象的なもので構いません。抽象的なことは達成したかを測りにくく、はっきりしないこともあるので、深刻になることもありません。また、目標と目的に厳密な因果関係を見いだす必要もありません。というのは、仮に「金メダルを取る」という目標の先に「地元の人を勇気づける」という目的を置いたとしても、自分の金メダルで地元の人が本当に勇気づけられたのかという事実は把握しきれないものです。正確な因果関係が見いだしにくいこともあるので、**目的は「そうなったらいいな」くらいのふわっとしたものでいい**のです。

 つまずきポイント

目標を固定しすぎてつらくなる

「何が何でもオリンピックに出場しないといけない」と強く思い込むと、自己ベストを出すことができても自分を認められないことがあります。あげく、自分にプレッシャーをかけ過ぎて体調を崩してしまうのです。**強い思い入れは美談になりがちですが、**

メンタル的にはよい影響を及ぼしません。大会の度にタイムが伸びて、その勢いで気づいたらオリンピックにも出ていたというのが理想です。オリンピックに出ることさえも通過点と思えたら、なおいいでしょう。私たちもときには目標を疑ってみましょう。「その資格が必要か？」「これ以外に道はないのか？」と問い直すことで、いつの間にか固定化した目標に気づくことができます。

現場MEMO

3人の石積み職人の逸話

アスリート研修で扱う逸話があります。毎回アスリートたちからよい反応をもらうので、ここでも紹介します。旅人が歩いていると大きな石を積んでいる人に出会いました。何をしているかと尋ねると「見ての通り石積みだ」とのこと。少し歩くとまた同じ作業をしている人がいたので尋ねると「壁を作っている」と。またしばらく歩くと、さらに同じ作業をしている人がいたので尋ねると「この街に寺院が建ち、人々が喜びや悲しみをわかち合う。そんな未来を創っている」と答えたそうです。

「何のために、何をするのか」。この2つに上下や優劣はなく、車の両輪のようにどちらも欠かせないものです。でも、私たちはとかく「何をするのか」ばかりに気を取られ、「何のため」かを忘れがちです。**目的を意識し、それが誰かの役に立つと信じること**。これはメンタルにもよい影響を与え、前向きに取り組む気持ちを育ててくれます。

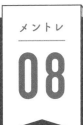

メントレ 08

目的地と現在地の ギャップを知る

距離をつかむために地図を描く

　何が目標かがわかったら、次にわかるべきは「自分の現在地」です。現在地とは習得済みの知識や技術・技能、実際にできることなど、自分の現在の能力や状態になります。他者との比較によって相対的に割り出される部分も大きいものです。

　目標と現在地の両方が揃ってはじめて、目標までの距離（ギャップ）が見えてくるので、それによって距離の埋め方を考えることができます。ギャップを埋めるために足りていないものは何か、どうすればそれを獲得することができるのか。目標と現在地を含む地図を頭の中で描いてみましょう。目標にたどり着くまでの道筋もイメージできると、新たな一歩を踏み出す準備が整います。

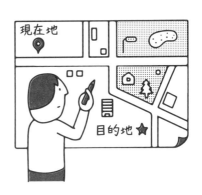

 トップアスリートの心得

ギャップを把握する

　二軍のプロ野球選手が一軍を目指す場合、まずは一軍選手と自分のギャップを知る必要があります。今の自分には何が足りない

かを考え、それを補わなければ、一軍選手との入れ替わりはかないません。どんな種類のギャップがあるかは各選手によって異なりますが、二軍選手である自分と一軍所属のホームランバッターを比べた場合、長打力は1つの観点になります。個人競技の場合は、ライバル選手とのギャップは数字で捉えやすいものです。でも、単にタイム差を見るだけでは足りません。ライバル選手はどんな毎日を過ごし、どんなトレーニングをして、どんな食生活なのか、フィジカルの質は数字上どれほど異なるのか。こうした**複数の観点でギャップを認識することが、距離を縮めるヒント**になります。

埋めるべきギャップは何か

チームスポーツでは、監督の方針によって求められる選手像が変わります。監督が守りを主体としたチームを目指していれば、いくら攻撃力のギャップを埋めても、注目されるのは守備力です。もし守備が下手であれば、一軍に上がることは難しいでしょう。

現在の自分が本当に埋めるべきギャップは何であるのかに気づかないと、努力が実らないまま結果にも繋がらず、やりきれない気持ちになります。これはビジネスパーソンでも同様で、上司が変われば求められるものが変わるというのはよくあることです。**ギャップの種類は初期段階で正確に見極めたい**ものです。

重視したいのは客観性

アスリートは常に、コーチやサポートスタッフ、練習仲間やファンの目にさらされているので、周囲からのフィードバックを得やすい環境にいます。フィードバックは自分の現在地を把握し、

目標までのギャップを確認するのに役立ちます。

こんな例があります。チームには選手の体をほぐすメンテナンス担当のフィジカルトレーナーがいます。彼らは選手の体に直接触れるため、筋肉痛が取れるまでの必要日数など、各選手のリカバリー期間を把握できます。トレーニングプログラムはその情報を基に組まれるので、リカバリー期間が４日必要なＡ選手と、２日半必要なＢ選手では練習内容が当然異なります。しかし、リカバリー期間のギャップを知らないと、Ａ選手はＢ選手に追いつこうとして同じ練習をしたくなります。でも、Ａ選手はどんどん疲労が蓄積するので、Ｂ選手とのギャップを埋めることはできません。このように、**ライバル選手とのギャップを埋めたくても、常に同じことをすればいいわけではない**のです。ギャップを効率的に埋めるには、客観的な情報を参考にする必要があります。

また、フィードバックを求めるときは、**フィードバックをくれる人を増やしすぎない**ことです。フィードバックのすべてを取り入れようとすると、大抵は違う意見や指摘も混在しているので、自分の軸がぶれて迷いが生じます。加えて、わざわざ時間を割いてフィードバックをくれる相手と信頼関係を築こうとしても、多数からのフィードバックは消化しきれないでしょう。フィードバックは２～３人からもらうくらいがちょうどいいと思います。

 つまずきポイント

過度の楽観視

現状を把握しても、楽観視しすぎると逆効果の場合があります。アスリートは**楽観視が過ぎると努力が不足がち**になります。その

間もギャップはどんどん広がっていくので、ときにはそのまま引退という結果も招きます。私の経験上、楽観視するのは若手選手に多い気がします。プロチームに入ってきた選手のなかでは、プロで十分に通用すると思っているのが半数、そう思っていないのが半数。**楽観視して入ってくる選手は、入った後の現実とのギャップが大きい**ので、早くに引退してしまうことが多いようです。

　初期の楽観視は落ち着きをもたらしますが、その少し後には、現実の壁に気づかされ、倍増した不安と後悔が襲ってくるものです。資格試験がわかりやすい例ではないでしょうか。「経験もあるし、実務でやってるから大丈夫」と考え、準備に十分な時間を確保しないとき。当日が近づいてくる頃に準備を始めるも、ギャップの大きさに気づくと、一気に焦る気持ちが募ります。結果として、ギャップを埋めることが間に合わず不合格となるということもあるでしょう。楽観視は一旦気持ちを軽くさせますが、見誤ると失うものも大きくなります。

迷子になる

　そもそも現在地やギャップを知ろうともせず、やみくもに「頑張ります！」と、**目標だけを夢見続けている状態は「迷子」**です。もっと正確にいえば「迷子になっているのに、まだそれに気がつけていない状態」です。タスク、スケジュール、頼まれごと、SNS、ゲームなど、私たちの日常は小さなやるべきことややりたいことであふれています。そうした環境では非常に迷子になりやすくなります。結果が出ないときや何をしたらいいか迷うときは、現在地と目標までのギャップに意識を向けましょう。

ギャップ分析

　プロ選手は自分が描く選手像とのギャップを埋めるだけでなく、ファンが応援に行きたくなる選手、スポンサーのさまざまな期待に応えられる選手になる必要があります。そのため、あるプロ野球球団では次のような若手選手向けの研修を行っています。この研修ではワークシートを用いて、「自分が理想とする選手像」と「周囲からの期待に応える選手像」を書き出します。要は**目指す場所の言語化**です。そして、双方の観点から書き出された内容を眺め、現在の自分に足りないものを発見すれば、そのギャップを埋める目標を新たに考えるのです。

　最初からワークシートをすいすいと埋められる選手はほとんどいません。埋めることができても、「世界で一番の投手になる」など曖昧な理想像を書くことがあるので、その後は個別面談を行います。**曖昧なことを書き出した場合は、それを数字で表すことを勧めます。**「世界で一番の投手」とは、どれほどの身体能力が必要か、どれほどの試合成績が必要かなどを具体化するのです。こうして自分の現在地とのギャップが具体的にわかってくると、次は埋めるための方法を考えられるようになります。

　プロの選手としてやっていくには考えることが非常に重要です。ただ体を使ってやみくもに練習するだけでは高みに立つことはできないのです。

何を捨てるのかを決める

専門は強みになる

　スマートフォンの普及によって、いつでもどこでも、気軽に無料で、広く浅い情報を得られるようになりました。便利な時代ですが、たくさんの簡易的な情報に囲まれるようになると、人々は「専門性」を強く求めるようになったとも感じます。高い専門性は信頼度が増し、安心して頼ることができるからだと思います。専門性が高いことはアスリートの世界でも大きな武器になります。

　ところで、専門家はある分野について深い知識を有し、精通している人とされますが、専門とは「何か選んだもの・こと」ではなく「何かを捨てたこと」の結果だというのが私の考えです。捨てるとはどういうことか、見ていきましょう。

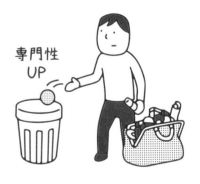

専門性
UP

 トップアスリートの心得

まず1つ、強みをつくる

　プロ野球の世界では、入団してくる選手の多くは高校まではエースで4番です。地域でのトップ中のトップ選手がプロの門をく

ぐってくるので、高校時代はみな同様に優秀で特徴に大きな差はないともいえます。そんな選手たちは入団すると、所属チームでの役割を意識しながら、自分の売りは守備か走塁か、選球眼よく出塁率が高い選手になるのか、長打を得意とするのかなどの方向性を決めていきます。何の**スペシャリストになる**かを決めて、究めるのです。

通常、監督やコーチはベンチ入りする選手たちの個性を組み合わせて試合に臨みます。将棋でいうところの駒のイメージでしょうか。しかし、自分の特徴をうまく定め切れない選手は、監督やコーチも使いづらいので、積極的に選ぶことがありません。こうしてせっかく入団したものの、ベンチ入りする機会を逸しやすくなることがあります。そうしたことを避けるには、**自分の強みを1つ決め、他を捨てて集中する**ことです。ゆくゆくは他のものも追っていいのですが、まずは何か1つを集中して磨き上げ、誰もが認める明確な強みをつくります。その後、余裕が出れば新たな強みをつくればいいのです。

専門の先に、さらなる専門がある

サッカーでは、ゴールキーパー、ディフェンダー、ミッドフィルダー、フォワードと大きく4つにポジションが分類されますが、ここ数年はさらに細分化してボランチ、アンカー、インサイドハーフ、シャドウなどのポジションが出てきました。これらのポジションはチームの戦略に応じて、期待される役割が異なります。呼び名が違うだけで役割はほぼ同じという意見もありますが、その「ほぼ同じ」にこそ、門外漢にはうかがい知れない高い専門性があるといえそうです。アスリートの世界では一般的な専門の先

の、さらなる専門性が求められる時代になってきています。

第二、第三の武器は有利

アスリートはまずは技術や技量を絞り込むことが重要ですが、さらに**第二、第三の武器があると評価されやすくなります。**

第二、第三の武器は技術や技量の領域とは限りません。例えば足が速い選手を選ぶとします。複数の選手がほぼ同成績で選考が悩ましいとすると、「声の大きなムードメーカー」という第二の武器も持っている選手は有利です。なぜなら、試合におけるムードメーカーは貴重な存在で、どんな局面でも大きな声で明るくみんなを元気づけることのできる選手はチームに大きく貢献すると期待されるからです。また、ラグビーなど外国人選手が増えてきている競技では、英語でコミュニケーションが取れる選手のほうが、技量で差がつかないときに選ばれる可能性が高まります。

ここで注意しておきたいこともあります。専門性がなければ強みにはなりませんが、絞り込んだ専門性がそれ1つではどうしても心許なく感じるとき。頼りないとわかっているのにそれだけに身を預けると、かえって不安定になることもあります。どんな道を目指すにせよ、第二、第三の武器を持つことも意識しておきましょう。3つ揃えば、**その掛け合わせによって新たな強度**をつくりだせます。

 つまずきポイント

器用貧乏

プロ野球では攻走守といって「あれもこれもできます！」とア

ピールする選手がたくさんいます。**自分の強みを絞り込むのは勇気がいるので、ついつい多くのことができると言いたくなる**んですね。その気持ちもわからなくはないものの、それでは一軍ベンチに入ることは難しくなります。一般社会でも、専門性が重要だとわかっているにもかかわらず、多くを抱えて捨てることができずに「何でも屋」のままでいる人は少なくないのではないでしょうか。これは器用貧乏です。「器用貧乏」には、これといって強みがなく、何をやっても中途半端に終わって結果的に損をするという意味があります。一概には言えませんが、これからの時代、「何でもできます」は「何もできません」と同じ意味になっていくような気がします。苦手なことや勝ち目がないことは思い切って手放し、強みを伸ばす時間や労力にあてましょう。

道と生活

スポンサーのつきにくいマイナー競技では、安定した収入を得ることが難しい選手も多く、空き時間にアルバイトをすることがあります。しかし、好きなスポーツを続けるために、結果としてアルバイトばかりをやっていると悩んでしまうこともあるようです。「集中して専門性を高めたいのに、専門外のことに時間を割いている」という時間的な悩みや、「競技を続けたところで、本当に生活していけるのか」という将来への不安です。

私なら、そんな選手たちにこう声をかけると思います。「**わからない未来のことを悩み過ぎないことですよ。**専門の道を歩み続けるために、専門外のこともやる必要がある。専門外のことまでやるべき理由が自分の中に明確にあるんだから、そこに矛盾はないので大丈夫。」どんなに悩んでも今はどうにもならない悩みなら、

そっと横に置いておくのがいいのです。

現場MEMO

捨てられなかった選手が最後に得たもの

あるプロ野球選手がまだ二軍登録だった頃の話です。この選手は才能豊かで、上昇志向や成長意欲が高く、常にポジティブシンキング。ただ、プロになって丸２年経っても一軍には上がれず、二軍の座学研修に参加し続けていました。あるとき、「どんな選手を目指すのか?」をイメージして、そのために必要なことを書き出し、優先順位を付ける研修がありました。優先順位の低かったものは捨てるか後回しにするという決断をするのですが、その選手は「何でもできる日本一のマルチプレイヤーを目指す。だから何も捨てない!」と言って、最後まで譲りませんでした。そしてその年もまた、二軍登録のままシーズンを終えることになりました。

翌年、この選手はまた同じ研修を受講しました。変わらない研修内容に変わらない二軍登録。コーチや講師との対話を重ねるにつれ、気づくことがあったようです。時間も体力も限られていること、すべてを追いかけてきたこと、まだ一軍に上がれないこと。**状況が変わっていないのであれば、あとはやり方を変えるしかない……**。そしてついに「長打力は捨てる」と決めたのです。その後の飛躍は凄まじいものがありました。瞬く間に一軍に昇格し、すぐに結果を出して、今はスター選手として活躍中です。

　自分を知る最後のステップは自己評価です。自己評価とは、自分自身の優れている点や生じた変化、改善すべき点、まだまだ未熟な点など、自分のことをどう見て評価しているのかを明らかにすることで主観的評価ともいいます。そこに他者からの視点は含まれません。自分のために行うものなので装ったり上手な言葉を使う必要はないのですが、主観が入る評価は、数字などの客観的情報で行うギャップ分析（79ページ）よりも少し難易度が高いかもしれません。また、主観で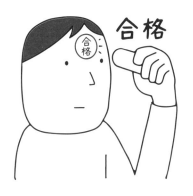あるがために、反省やダメ出しなど自分を過度に責めてしまう人もいます。メンタルトレーニングを目的とする自己評価は、少し甘めがちょうどいいと考えてください。

 トップアスリートの心得

自分が認める

　大事な試合で難しいプレーに挑戦したあげく、ミスに繋がってチームが負けてしまったとします。「こんな場面でミスをするな

んて、自分は本当にダメな選手だ」と思うのか、「悔しいミスだったけど、ミスがチームの勝敗に直結するほどに、自分は成長してきたんだな」と思うのかでは、その後のプレーへの向き合い方や心のあり方が大きく変わります。

挑戦できたときには、たとえ結果が悪くても自分を完全に否定せず、**挑戦した自分を承認してあげる**のがいいでしょう。自分を認めることができると、結果が悪くてネガティブな思考一色になったときでも、少しの希望が生まれます。結果自体は変えられないものですが、評価には実にたくさんの形があります。自己評価を通じて、結果や事実にはさまざまな側面があり、その捉え方次第で自分への影響も変化することを心にとめておいてください。

まずはプラスの評価を

だいぶ自分のことがわかってきたとして、ここではそんな自分を少し甘めに意味付けしてほしいと思います。例えば、今の自分にどんな声かけをしますか？　まだまだダメだ、とは言わないでください。「未熟な部分やできていないことがたくさんある……でも、自分なりに生きている。なかなか頑張ってるじゃん、私！」そんな声かけができたら理想的です。**誰にでも、まだ誰も気づいていない自分のよい点や可能性が必ずあります。**まずは自分で見い出してあげること。それが未来の自信の源泉になります。

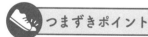 つまずきポイント

過小評価にとらわれる

最もよくない自己評価は、実際よりも低く見積もる過小評価で

す。**自分の実績や実力を過小評価する人にはマイナス思考の癖が
ある**といわれます。意外かもしれませんが、アスリートにも過小
評価をする人が少なくありません。たった１～２回の失敗で自分
はダメだと強く思い込んでしまうのです。でも実際のところ、周
りのコーチやスタッフからすれば、たまたま結果が出ていないだ
けで、結果まであと一歩だと思っていることも多いものです。技
術や技量、フィジカルのレベルは十分なのに、メンタルの持ちよ
うだけで紙一重の壁が越えられない選手はもったいないですね。

　マイナス思考があると、たとえ物事全体がうまく運んでいたと
しても、**たった１つの失敗を大きく捉えすぎて落ち込み、ネガ
ティブな気持ちを振り払うことができません。**自分を過小評価して
しまいそうなときは、自己評価はやめておきましょう。さらに自
分のメンタルを弱める必要はありません。

自己評価タトゥー

　本来、評価はある期間ごとに何度も繰り返し、古い評価は最新
の評価に上書きされます。しかし、一時的な自己評価の結果をあ
たかも自分の性質や性格、拭い難い欠点であるかのように心に刻
んでしまい、**そこから抜け出せなくなってしまう**ことがあります。
これを「自己評価タトゥー」といいます。新たな自己評価をして
も、それがタトゥーとして刻まれた自己評価よりも高評価であれ
ば、「たまたまだ」「そんなはずはない」と受け入れられません。

　一方、ネガティブな評価であれば「やっぱりそうだった！」とタ
トゥーをさらに深く刻みます。こうした負のスパイラルは絶対に
避けたいことです。自己評価とは誰に聞かせるものでもなく、自
分を知るために行うものなので、不用意に自分を傷つけることが

あってはなりません。

現場MEMO

「できること」と「できないこと」の仕分け

　自己評価においてアスリートが重要視するのは、「できること」と「(今はまだ)できないこと」の仕分けです。アスリートはこの仕分けを、成績がよいときも、そうでないときも行います。「できること」ができていない自分に高評価を付けることはさすがに無理があります。一方で「(今はまだ)できないこと」がやっぱり今日もできなかったという場合、それは低評価にするべきでしょうか。できていない事実を重視すれば低評価になりますが、粘り強く挑戦していることを重視すれば高評価も付けられます。

　自己評価はあくまで自分のために、自分が与える評価です。客観的な評価は他のさまざまな外部視点に任せておけばよく、自己評価では「結局のところ、**自分が自分を認めてやれるのか、認めてやれないのか**」に尽きます。試合に負けたことで自分を許せなければ、メンタルは苦しいままです。アスリートたちもこの切り替えには苦労していて、試合直後はつらい時間を過ごしますが、だからこそ自分で自分に合格点を出して立ち上がろうとします。どんなことも糧にして進む、そんなアスリートを私は何人も知っています。

他者を
理解する
メンタル
トレーニング

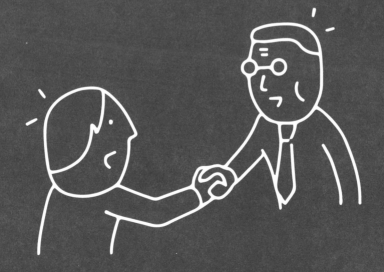

他者は自分とまったく 違うことを知る

メントレ **01**

同じじゃないから難しい

　「自分を知ること」によって自分への「わからない」が減ると、自信が持てるようになります。対して、「他者を知ること」で他者への「わからない」が減ると、安心感が得られます。

　では、他者を知るには普段どんなことを意識するといいでしょうか？　例えばＡさんが「今朝、駅の階段で転んじゃってさ」と話したとします。私たちは無意識に、自分が知っている駅の階段や、自分が経験したことがある転倒と痛み、服や持ち物へのダメージを想像して、「うわっ、大変だったね」と言うでしょう。すべて自分の経験に置き換えて理解しようとすることは悪いことではありません。しかし、実はこれが落とし穴です。

　自分に置き換えて理解しようとしてしまうのは、そのほうが想像力が働き、細部まで「わかったつもり」になれるからです。でも、それでは他者を本当に理解することにはなりません。先入観や一方的な想像は一旦横に置いてみましょう。他者をありのままに眺めてみることで「わからない」を１つ１つ解消していくことです。

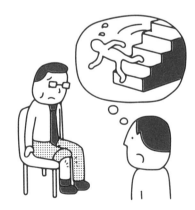

色眼鏡は外すが、ルーペはときどき使う

アスリートも自分が苦手なことや嫌なことを、「対戦相手も同じに違いない」と思い込んでしまうことがあります。しかし、それが当てはまるとは限りません。他者と自分は違うという前提を理解している選手は、「自分と違うはずだから、他の弱点を探そう！」と試合中でもすぐに切り替えられます。前提がわかっていない選手は「何で？」と混乱しがちです。そして他者を「自分を超越した理解不能な存在」だと勝手に作り上げ、脅威に感じてしまうことがあります。こうして自ら苦手意識を生み出してしまうのです。それは、言うならば色眼鏡で見ている状態です。

他者のことは**色眼鏡ではなく、曇りなき目で全体を観察する**ようにします。そして**より鮮明に見たいときには、自分の経験という「ルーペ（虫眼鏡）」を使う**のが効果的です。

例えば、最初に「こういう服を着ている人にはこういう傾向がある」といった色眼鏡を外します。次に相手を俯瞰していきます。しかし、俯瞰だけでは相手を本当に知ることができません。俯瞰した後はルーペを用いて、自分の経験に照らし合わせ、細かいところまで目を向けるようにします。自分の経験では足が痛いときはこうだった、減量をしているときはああだったなど、自分の経験を活用しながら、より「わかる」を増やしていくのです。

違いを楽しみ、問いに変える

自分との違いを受け入れると、次に好奇心を抱けるようになります。「自分はこう教わったけど、あの選手はなぜ違うやり方な

のか？」「自分にはできないことを、あの選手はなぜできるのか？」といった問いが増えていき、**さらに知りたいことが自然と見つかります。**また、**見えてきた違いは「点」だけでなく、「線」や「面」でも捉えましょう。**「彼はなぜプレーがうまいのか」という点も、時間軸という線や、調子という面で捉えれば、「先週は上手だったのに、今日はそうでもないな」とわかるようになります。冷静に観察すると、誰にでも得意・不得意や好調・不調の波があることに気づき、必要以上に脅威を感じなくなります。

 つまずきポイント

嫉妬心が生まれやすい

　違いが明らかになることによって、嫉妬心が生まれることもあります。誰にでも起こる自然な感情ですが、**嫉妬心に気づいて自己嫌悪になることは避けたい**ものです。自己嫌悪という感情はメンタルをとても傷つけ、弱めます。「嫉妬心は誰だって抱くし、それが普通」と考えるようにしてください。

　また、「嫉妬心に変わりにくい受け止め方」を工夫しましょう。私が以前に勤めていた老舗百貨店の上司は、「人間、できるやつで62点、できないやつで58点。どっちもたいしたことないもん同士ってことだ。他人のことを意識しすぎるなよ」と声をかけてくれました。以降、私は嫉妬心が生まれたときにこの言葉を思い出すようにしています。嫉妬心を沈めてくれるような自分によく効く言葉を見つけておき、折に触れて思い出すのも一案です。

SNSが高める劣等感と孤独感

SNSは私たちの生活に深く入り込み、切り離すことが困難な存在になりました。最近はSNSが発信する情報量が増え、文章だけでなく画像や映像によってもたらすインパクトも大きいですね。SNSを通して知る他者の眩しい姿は、自分との違いを強烈に感じさせます。SNSの投稿主の多くは、個人的な体験や気持ちを書き綴りますが、その内容のほとんどは「非日常」と「強い感情」です。そもそも他者と自分はまったく違うわけで、**華やかに見えるSNSの世界の中の他者と自分を比べる必要はありません。**また、他者も自分の生活のすべてを投稿しているわけではありません。SNSは人の劣等感や孤独感を高めてしまうことがあるので、他者の投稿を見て楽しめなかったり寂しさを感じるときは意識的に閲覧をやめることです。

現場MEMO

虹は何色？

アスリートが試合で、「自分はこう考えるから相手もそう考えるに違いない」という先入観を持ってしまうと、非常にリスクが高くなります。そのため、「他者と自分はまったく違う」ことを理解できるようになるためのアスリート研修があります。例えば、「虹は何色（なんしょく）？」と質問をすると、多くの日本人選手は7色と答えます。一方、アメリカやイギリスでは6色が一般的で、子ども向けテレビ番組でも人気のアニメキャラクターたちが「赤・オレンジ・黄・緑・

青・紫」と歌います。また、5色や4色が一般的な国や地域もあります。このように虹の色をきっかけに、前提や常識だと思われていたことにも国や文化によって違いがあるのだと気づいてもらいます。また、研修では利き腕以外にも利き足や利き目、利き五感についてアスリートと細かく確認します。さらに、人は聴力にも違いがあり、聞こえる音にも差があることを実際に体験します。

　こうした研修を経て、「アスリート同士でもこんなに差があるのか」「そんな部分も違うんだ」と腹落ちできるようになります。**身体的に実感すること**は非常に効果的で、人は違ってあたりまえ、違いを気にするよりも違いから学び、違いを生かす、という気持ちが持てるようになるのです。

　「他者と自分はまったく違う」ことが理解しがたいというのは、ビジネスパーソン向けの新人研修でも感じることです。コロナ禍以降の世の中では、オンラインミーティングツールやコミュニケーションアプリを利用することが増え、直接顔を合わせたコミュニケーションが減りました。そのことが、**自分と他者の違いを以前よりも理解しにくくさせている**と思います。アスリートに限らず、この時代を生きる人たちみんなに言えることなのでしょう。

　また、島国民族として「みんな同じ感覚に違いない」と思いがちな日本人らしさもあるかもしれません。時代的にも民族的にも、日本人は意識的に「他者と自分はまったく違う」ことを改めて理解することが求められているのだと思います。

他者についての情報を集める

知らないことの不安感を潰す

　他者と自分は異なる存在だと認識できたら、「同じはず」という思い込みは排除できました。次に「他者を知ること」で必要なのは情報を集めることです。みなさんは、初めて会った人を理解しようとするとき、どのように情報収集をしますか？　質問することもあるでしょうし、会話の内容から推測することもあるでしょう。でも、個人情報を安易に聞くのは憚れることもあるでしょう。信頼関係が構築できていないと聞けない話題もありますね。

　ここでは、他者を知るための情報の集め方や落とし穴について紹介します。他者との共通点が少しでも見出せれば、「わからない」を確実に減らすことができます。そして、他者との関係づくりにおけるストレスを減らしていくことができるのです。

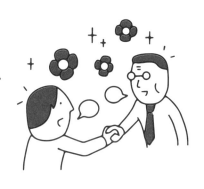

Part
3

他者を理解する
メンタルトレーニング

 トップアスリートの心得

十分な情報でメンタルは落ち着く

　アスリートは「やれるべき準備はすべてやった」と納得の上で

フィールドに立たないと、試合中に後悔や迷いが生じます。トッププレベルの戦いでは、わずかな気の迷いが負けに繋がることもあるので、「準備に抜かりはない」と思って当日を迎えることが重要です。そうした情報収集には対戦相手を知ることも含まれます。

　対戦相手についての情報収集は多岐にわたり、精緻に行われます。自分で調べるだけでなく、スコアラー（得点や試合経過の記録者）やスポーツアナリストといったデータ収集・分析専門のスタッフの力を借りることも珍しくありません。

　もちろん、第一の目的は、どんな対戦相手かを知ることで戦術の精度を高めることです。第二の目的は、**不安感を潰し、「知るべきことは知り尽くした」という安心感**を持って試合に臨むことです。準備して情報を集めただけ、落ち着きを手に入れることができるのです。

「直接入手」に価値がある

　アスリートが対戦相手について情報収集するだけでなく、コーチやサポートスタッフが担当選手の情報を集めることもあります。選手本人から直接話を聞き取ると、数値化されたデータを読むなどの間接的な関わりとは異なり、選手の非言語情報（身振り手振り、表情）やどんな環境で過ごしているか、困っていることはないかという周辺情報も知ることができます。**得られる情報量が格段に違うのは、直接入手の大きなメリット**です。

　人間関係も同じことで、苦手に感じる人やよい印象を抱けない人がいても、できれば会って直接話をしてみるまでは苦手かどうかを決めつけないことです。その人の情報を直接得ることで、知らなかったことや誤解していたことに気づいて、見方が大きく変

わることもあります。

関心をもって聞いてみる

　個人情報の取り扱いにさまざまな配慮が必要な時代となりました。従来、気軽に尋ねたり共有されていた情報も、今ではリスクを想定して注意深く開示する必要があります。また、感染症対策で近距離でのコミュニケーションを控えるようになった結果、ちょっとした雑談や交流の機会も減ってしまいました。こうした変化によって、関わりのある他者の情報が集めにくくなっています。

　過剰な詮索は論外ですが、身近な人の基本情報は持っているに越したことはありません。すでに開示されている情報や相手の気分を害さない質問であれば、自ら進んで、関心をもって聞いてみるようにしましょう。互いに互いのことがわかってくると、よい人間関係の構築に繋がります。

 つまずきポイント

プライバシーラインに踏み込む

　一方で、相手を知るにはラインがあります。法律によるラインと、個人の価値観によるラインです。自分自身のことはどこまでも知ったほうがいいですが、他者については違います。**他者のことはすべて知ることはできないし、すべきでもありません**。むやみにラインに踏み込むとトラブルになる恐れがあるので注意しましょう。

　また、他者に関心をもち、より理解しようと情報を集める一方で、自分が得た情報は勝手に他の人へ広げないことです。噂話や

SNSでの拡散など、ついうっかりであっても本人の望まないことをするのはマナー違反です。

情報軽視は相手軽視

　集めた情報を軽く扱ったり、「すでに相手のことはよくわかっている」と過信するのは要注意です。そうした意識は態度に表れたりするので、それを感じ取った相手は「自分を軽視している」と受け取ることもあります。

　私は転職先の上司に、繰り返し何度も「ところで、前職でどんな仕事をしていたんだっけ？」と聞かれたことがありました。伝えた情報をまったく記憶しないという、あからさまな軽い扱いでした。やがて「上司は私に関心がないんだな」と感じるようになり、次第に関わり方は必要最低限になりました。さらに、プライベートな情報は伝えるのをやめました。結果として、上司は私がどんな人物かを把握しにくくなったと思います。「あなたを知りたい」という姿勢は、関係性を良好にする効果もありますが、**得た情報を軽んじれば関係構築を難しくさせる**ことになります。

他人に興味を持てない

　悪気はないものの「他人に興味がない」という人もいます。「会話やコミュニケーションが苦手」「自分の話をするのが苦手」などの理由があって、他者に興味を持たないようにしているのかもしれません。

　でも、**他者のことが理解できていないと、独りよがりなコミュニケーションを取ってしまう**可能性も高まります。視野狭窄に陥れば、結果的には思うように仕事が運ばない、周囲の協力を得ら

れない、孤立するなどのデメリットも生じるでしょう。

　会話に苦手意識がある人は、まずは聞き役に徹してみることです。自らたくさん話す必要はありません。相づちから始めて、少し慣れたらちょっとしたことを質問してみるなど、コミュニケーションの場を増やしていくことから始めましょう。

情報を非公開にする事情

　個人情報やプライバシーへの配慮はより重視されるようになりつつあります。スポーツ界でも2021年、公益財団法人日本陸上競技連盟がある方針を発表しました。「アスリート個人情報（身長・体重）の取り扱いについて」と題したその方針では、「アスリートの身長・体重について今後は非公開とし、収集も控える」としたのです。

　発表の背景には、**競技そのものに関係のない話題までがSNSなどで広がり、それが誹謗中傷に発展する**事例が出てきたからです。特に、女性アスリートの身長や体重、BMI（体格指数）などの数値だけに注目が集まり、情報が独り歩きしました。「痩せすぎ」「太り過ぎ」など、勝手に判断されるアスリートたちはたまったものではありません。こうした誹謗中傷はアスリートを深く傷つける、許しがたい行為です。大切なアスリートを個人攻撃から守るため、情報の非公開という動きも広まりつつあります。

他者が望んでいることを知る

意思確認のキホン

「望む」という言葉には、こうしたい、こうなりたい、こうしてもらいたい、欲しいなどの意味があります。何かを望んでいるとき、どれほど率直に、正確に伝えていますか？ 言葉にしないけれど察してほしいと思うことはありますか？

例えば、Aさんが「ハンバーガーが食べたい」と言うのを聞いたとします。Aさんの望み（目的）は何でしょうか？ 「お腹がすいたので何かで満たしたい」ということだと解釈すれば、ファストフード店で手軽に食べようと誘うことができます。ハンバーガーを食べるのは、望みをかなえるための手段の1つです。でも、Aさんの望みは本当に空腹を満たすことなのでしょうか？ 「お気に入りのあのハンバーガーが食べたい」という意味だったとしたら、近くのファストフード店へ誘っても「これじゃないの」という反応を示すでしょう。

このように相手の言葉通りに捉えても、本来の望みとはずれていることがあります。相手が口にした手段だけにとらわれず、その後ろには本当の望みが隠れているかもしれないことを意識しましょう。

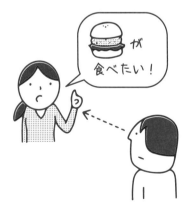

時間がもったいないからストレートに聞く

　相手の望みを正確に知るには、「望んでいることは何ですか？ それはなぜですか？」とズバっと聞いてみるのが一番です。

　アスリートの中には「チームは自分に何を期待しているんでしょうか？」と私に尋ねてくる人もいます。そういうときは「その質問は私（メンタルコーチ）ではなく、監督や作戦コーチ・技術コーチに直接聞くのがいいよ」と促します。なぜなら、アスリートにとっての1分1秒をムダにしてほしくないからです。

　一般的にアスリートは60歳や70歳まで活躍することはできません。人生においてベストコンディションで活躍できる時間はわずか10年前後です。**「あの人は本当は何を望んでいるのかなあ」と思い悩んでいる時間はもったいない**のです。自分1人で考えてもわからない疑問は、すぐに確認しにいく行動力が必要です。

「相手の立場だったら？」と考える

　トップレベルの代表選手や一軍のレギュラー選手であれば、監督やコーチから、日々、期待や要求をはっきりと伝えられます。一方、まだそのレベルに至らない選手は「スタミナを強化しよう！」「全体的なレベルアップが必要だ！」など、漠然とした指摘にとどまることが少なくありません。課題の背景を理解しないまま、黙々と厳しいトレーニングに向かうのはなかなかつらいものです。

　そこでアスリートは、**コーチの言葉の真意をはかるために「相手の立場に身を置く」**ことも意識的に行います。「自分がコーチだったら、選手にどんな課題を感じたときに、どういう要求をす

るだろうか」と想像し、漠然と掴みにくかったことを埋めるのです。自分を相手の立場に置いてみると、相手の気持ちや考えも想像しやすくなります。視点の切り替えも習得したいスキルです。

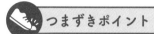

ニーズを間違える

相手の望みを正確に理解していないと、**せっかくの努力や協力、提案が評価してもらえない**こともあります。「話を聞いてほしい」とだけ思っている友人に次から次へと解決策を提示してしまったり、「経費削減で急場をしのぎたい」と考えている経営者に、設備投資を伴う新規事業の提案をしても、「そういうことじゃない！」と一蹴されて終わりです。

長打力のある強力打線が売りの野球チームで、「自分も二軍でこんなに長打率が高くなりました！」と一軍昇格をアピールしても、望みがかなう可能性は低いでしょう。監督やコーチからすれば、高い確率で出塁してくれる選手や、代走で出塁してワンヒットで確実にホームまで帰ってこられる選手が欲しいからです。自分がやりたいことを追求すべきか、相手や仲間が欲する役割を果たすべきか？　ときに難しい選択ですが、チームの中でポジションを争うには後者のほうがチャンスを得る確率は高くなります。

言われた通りにやったんだから！

アスリートはシーズンオフ中に、自治体や学校、福祉施設へ訪問することがあります。この訪問は要注意で、選手の意識や人間性がはっきりと出てしまうことがあります。

訪問はチームマネジャーを通じて開催趣旨とスケジュールが伝えられますが、ときに「めんどくさい……。何で自分なんですか。他の選手に代わってもらえませんか？」とごねてしまう選手がいます。意欲的に参加できないと、訪問先でもぶっきらぼうに突っ立っているだけだったり、訪問先の人たちに気を遣わせる態度を取ったり。その結果、次から声がかからなくなり、チーム内での評価も下がってしまってはもったいないことです。

　スポーツのプロチームにかかわらず、どんな組織や企業でも何の意味もないムダなことはありません。**実は何らかの意味があって、担っている仲間がいます。**そこに思いを至らすことができなければ、周囲の人たちと良好な関係を築いたり、助けを得たりすることは難しくなります。「言われた通りやったんだから文句ないでしょ」では、相手の望みを満たすことはできないのです。

現場MEMO

プロフェッショナル・マインド

　アスリート研修では、相手が望んでいることに応えるのは「プロフェッショナル・マインド」の１つだと伝えています。アスリートも人間なので、大事な試合の後に疲れ果てて余裕がないときには、ごく稀にですがファンやスポンサーの存在を軽んじてしまうことがあります。そうなることを未然に防ぐため、「なりたい自分（自分の期待）」と「ファンやスポンサーが望む自分（他者の期待）」をイメージし、その２つに優劣はないこと、どちらも同時に目指し、両方の期待に応え

るのがプロフェッショナルであるということを強く意識して
もらうのが研修のねらいです。

　プロフェッショナル・マインドの研修で紹介するのが、バ
スケットボールの篠山竜青選手（川崎ブレイブサンダース）
のエピソードです。あるとき、チームがプレーオフ進出を決
める試合がありました。篠山選手はその日もエースとして勝
利に大きく貢献したのですが、試合直後にマイクを持って、
こう言ったそうです。「ファンのみなさん、今日は応援して
くれてありがとうございました！ おかげで勝てました。次
は強豪チームとの試合です。そのチームはすでにプレーオフ
進出を決めているので、相手チームのファンは試合のチケッ
トを購入し始めています。だから、ぜひみなさんも急いでチ
ケットを購入してください。次の試合でも、スタジアムをブ
レイブレッド（チームカラー）で埋めてください！」

　試合直後にこんなことが呼びかけられるなんて。スポンサ
ーもチームスタッフも、チケットの売れ行きを気にする立場
の人たちはみんな惚れてしまったと思います。チケットが売
れようが売れまいが、試合で活躍して勝利に貢献すれば、選
手としての満足度は充足します。しかし、篠山選手はそれで
いいとせず、**異なる立場で働く仲間たちの望みをくみ取って
行動に移した**のです。アスリートという職業にはお客様がい
ます。お客様はファンとスポンサーです。自らの望みとファ
ンやスポンサーの望みを追い、同時に満たすアスリートの姿
はとても眩しいものです。

他者に影響を及ぼしているものを知る

何を背負って生きているのか

　似たような環境で育ってきた知人がいたとします。住んでいる地域も余暇の過ごし方も同じだったので、「考えていることもきっと似ているだろう」と思っていました。でも、あるとき予想もしなかった振る舞いをされたとしたらどうでしょう？　知人のことが急にわからなくなって、モヤモヤしそうですね。

　そもそも、自分から見えていた「知人の姿」は知人のすべてだったのでしょうか？　知人は外からどんな影響を受けて、日々を過ごしていたのでしょうか？　知人には知人なりの事情や都合があったかもしれません。

　人は家庭環境や地域環境、自然現象、属したコミュニティの伝統や文化、慣習など、さまざまなことから影響を受けて生きています。それらを影響要因といいます。影響の受け方や程度は人それぞれなので、他者を理解しようとするときに、目に見えているものだけで判断するのは危険です。では、影響要因について具体的に見ていきましょう。

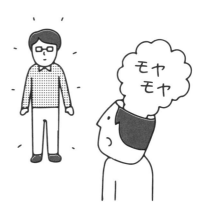

モヤ
モヤ

トップアスリートの心得

行動の起点には立場の違いがある

　「ポジションが違えば、求められることも違い、行動も変わる」とは、どの世界でもよく言われることです。スポーツ界では、やはりチームスポーツのアスリートたちがこの点をよく理解しています。例えば「練習やミーティングに遅刻するな」とチームのキャプテンが強く言ったとします。でも、キャプテン自身が遅刻に厳しい人かどうかは別の話で、キャプテンという責任感からチームのルールとして時間厳守を口にしています。日本代表の選手たちが「国の代表者として、模範になる振る舞いをしよう」というのも同じです。ですから、キャプテンは真面目で冗談が通じない四角四面な性格であるとは限りません。誰であっても自分のためだけに、自分の思いのままに発言や行動をしているわけではないので、**そうせざるを得ないポジショントーク**に気がつくと、相手への理解も深まります。

　なお、ポジショントークは、立場を利用して自分に有利な状況になるように行う発言、という意味で使われることも多いのですが、本来は自分の立場や立ち位置に由来して行う発言、という意味です。

歯切れが悪いときは理由あり

　アスリートたちのポジショントークの典型例は、メディア取材やインタビューの場で見られます。メディア側は選手から引き出したい言葉があるでしょうが、「ちょっと言えません……」と答える選手を見たことはないでしょうか。その場に監督が同席して

いることもありますし、カメラの前で話せば全国的に広く伝わり、おまけに記録にまで残ってしまいます。取材側からすれば「もう少し話してほしい」「ぽろっと本音が聞けたら」となりますが、**自分の立場を強く意識しているアスリートは言葉も選びます。**

　一般社会でも似たようなことはありますよね。相手がちょっと歯切れが悪いときは、影響要因が作用しているかもしれません。そんなときは深掘りせず「大変そうだな、しつこく聞かないほうがいいかな」と思うくらいにしておきましょう。

 つまずきポイント

影響要因の受け止め方は十人十色

　影響要因は等しく誰にでも影響を与えるわけではなく、人によって軽重があります。自分はそこまで重く捉えない環境や事情も、**相手は重く受け止め、それから大きな影響を受けているかもしれない**ので、「自分と同じ」と考えるのは禁物です。

　昨今、気をつけたいのはモラル・倫理に関する要因だと思います。外食時の店や席の選び方、感染症対策のためのマスクの着脱、声の大きさ、ハラスメントの線引き、異性との関係のあり方など、自分にはたいした問題だと思えなくても、相手にとっては大きな問題ということがあります。最初から自分の物差しで測ってしまうと、他者理解には時間を要してしまいます。

　逆もしかりで、自分の事情や都合を主張しても、なかなか理解してもらえないこともあります。影響要因の受け止め具合は人それぞれなので、「どうしてわかってくれないの！」と怒りすぎないことです。

ずっと変わらないと思ってしまう

　影響要因は**時間とともにどんどん変化**します。アスリートの場合、チームを移籍するとスポンサーも変わります。スポンサーによってチームに期待することや方針は異なるので、影響要因も変化するといえます。スポンサーの考え方を個人でどうこうできませんから、それにあらがっても仕方がありません。

　一般的には、上司やメンバーが替わった、引越して生活環境が変わった、自分や家族に健康問題や介護問題が生じた、というのも影響要因の変化です。また、**他者の影響要因も常に変わっていく**ので、「この前は○○と言っていたのに、今日は違うことを言っている」と感じるときもあるかもしれません。そうした場合、それは相手の人格が急に変わったり、自分のことを嫌いになったとは限りません。相手側の影響要因が変化しただけという可能性もあるので、変化の原因は自分にあると早合点せず、わからなくなったことは丁寧に確認していくことです。

現場MEMO

コントロールと認知

　影響要因とは外からやってくるものです。多くの場合、「変えてもらう」「やめてもらう」など、自分が主導してコントロールすることはできません。コントロールできないものをコントロールしようとしても、どうしようもないものです。それよりも、わずか１％でも自分が影響を及ぼして、変える

ことができるものだけに集中するほうが効率的です。そのため、アスリートは自分がコントロールできないことに意識や時間を割かず、**コントロールできるものだけに集中するよう**トレーニングを受けています。

とはいえ、天候や気候など、コントロールできないものからの影響を完全に無視することもできません。この場合、アスリートは「認知の技術」を使います。代表的なものは米国の臨床心理学者 アルバート・エリスが提唱した「ABC理論」です。この理論では、コントロールできない外部からの影響を、自分の受け止め方（ビリーフ：信念）で変えようとします。例えば、雨の日の試合で、「ピッチが滑って思い通りのプレーができず、ミスをするかもしれない。どうしよう……」と思ったとします。相手も条件は同じですが、不思議と「不利になるのは自分だけ」と思ってしまうのです。これをABC理論では、「大事な場面で相手がミスをして助かる可能性も上がるかも」と受け止めます。

また、これまでに勝ったことがない相手と1回戦目から対戦することになったとします。「なんてツイてないんだ！」とネガティブに受け止めるのではなく、「まだ疲れが出ていないベストな状態で対戦できるから、初勝利の絶好の機会だ！」と捉えるのがABC理論です。アスリートは、**コントロールできないものにはむやみに抵抗せず、認知の力で自分寄りに受け止めて**メンタルの安定を守ります。

集中的傾聴で理解する

声にならない「真の声」に耳を澄ます

　立場上、言わないといけないけれど、言いにくいことってありませんか？　例えば、転職したばかりの会社で年上の部下を持つことになったとき。仕事の様子から、部下をちょっと注意したくなることがあったとします。まだ信頼関係ができていないので、指摘をしながら自分の耳に熱を感じてきたとしたら、緊張が顔に出てしまったかもしれません。年上の部下を怒らせたくはないという焦りも伝わったかもしれません。

　このように、人は言葉そのものとは別の違うところに「真の声」が表れることがあります。当然、他者も同じです。話し相手の目や耳、唇、膝に置いた手をよく観察してみましょう。堂々としているようで、実は指先や唇が小刻みに震えていれば、それは何かのサインです。

　相手が発する言葉だけをすべてとは思わず、真の声に耳を澄ますと、より理解できるようになります。では、アスリートの世界では真の声をどのように生かしているのかを見ていきましょう。

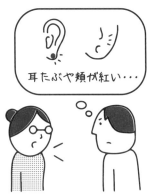

耳たぶや頬が紅い・・・

集中的傾聴を使いこなす

　他者の真の声を聞き取るための代表的な方法は、傾聴です。傾聴には全角の２種類あり、アスリート研修ではその使い分けについても学びます。

　１つは「内的傾聴」です。これは情報を評価しながら聞く、判断しながら聞く、課題を解決しようとしながら聞く、意見を持ちながら聞く、という方法です。もう１つは「集中的傾聴」で、相手の考えや意図を捉えようと聞く、好奇心を向けてしっかり聞く、相手の立場で聞く、相手のすべてを受け取ろうとして聞く、という方法になります。傾聴というと、一般的には内的傾聴を思い浮かべる人が多いようです。

　アスリートの傾聴は「観察」に置き換えることも可能で、試合中に相手を観察するときは内的と集中的の２つを使い分けます。出番を待ちながらベンチで試合を見守るときには内的傾聴、試合で戦う真っただ中では集中的傾聴です。集中的傾聴では、目の前にある情報すべてをそのままキャッチします。例えば、試合中の対戦相手について、どちらの足に体重が乗っているか、肩で息をしているか、目線はどこか、蹴る前にどんな仕草をしたか、などまで集中的に観察します。**普段は見逃しやすい細かな情報**を、次のプレーを決めるときの材料とするのです。野球のキャッチャーが、打者の足や表情、バットのグリップなどをよく観察した上でサインを出すのもそのためです。

　私たちも日頃、意識せずに話を聞いたり、観察したりしているときはたいてい内的の状態です。真の声を聞きたいときは集中的

傾聴を心掛けましょう。

人に焦点を当てた質問をする

　集中的傾聴でキャッチできなくても、効果的な質問によって「真の声」が引き出せることもあります。アスリートを担当する技術コーチやメンタルコーチ（メンタル面からサポートする人）は高い質問技術を持っていて、アスリートが感覚的にはわかっているものの言葉にできていないことについて、質問をすることで真の声を引き出します。

　質問の仕方には2つあります。1つは「オープンクエスチョン（拡大質問）」で、YES／NOでは答えられないことを問います。「いつから体調が悪かったの？」「どこで休養を取りたいと思う？」などが一例です。もう1つは**「その人に焦点を当てる質問」**です。「いつ・どこで」など、相手の外側にある事象について質問するのではなく、「あなたはどう思ったか・何をしようと考えたか」という、自分の内側に意識を向けないと答えられない質問です。例えば、「その試合から何を学べたと思う？」は人に焦点を当てています。

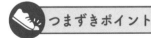
つまずきポイント

わかっているつもりになる

　「自分は相手のことがわかっている」と思っているときに限って理解が足りず、予期せぬ相手の言動にストレスを感じるものです。反対に、**本当に理解が深まっているときほど「自分はまだ相手のほんの一部分しかわかっていないな」と謙虚に思える**ので、

相手の言動が突発的に感じられても「ほー、そうなんだ」とストレスなく受け止められてしまうのです。

　相手の思いもよらない言動が想定外の方向へ発展したとき、「私には理解できない……」と感じるとしたら、それは相手を理解していると過信していたサインかもしれません。

主張ばかりしてしまう

　相手の「真の声」を聞くはずが、なぜか自分の主張を挟み出し、結局は自分ばかりが話してしまうという人もいます。自分の考えと異なる話を聞くと、**無意識の防衛本能が動き出し、「それは違う」「こうあるべきだ」と言わずにはいられなくなる**のです。

　主張や持論の披露をし過ぎると「我の強い人」というレッテルを貼られることになりかねません。言うべきときは言う、聞くべきときは聞くに徹する。自分をコントロールすることで周囲との不要な軋轢は減らしていけるといいでしょう。

現場MEMO

大成する選手に備わっている力は何か？

　2021年春、ある仕事の繋がりで、当時のJリーグチェアマンであった 村井満さんと対談をさせていただきました。そのときに聞いた話です。

　村井さんはサッカー選手たちについて、ありとあらゆることを調べたそうです。知りたかったのは「大成する選手と大成しない選手には、何か傾向や違いはあるのか？」というも

の。足の速さや筋力といったフィジカル面での特徴やサッカー技術、学生時代は学校のサッカー部に所属していたのか、クラブのユースチームだったのかという過去の属性や経験など、調査は多岐にわたりました。でも、村井さんと分析チームがどんなに調べても、明確な因果関係は見つからなかったそうです。

　一方で、主体性やコミュニケーション能力といったパーソナリティ評価に当てはめてみると、「傾聴する力」と「主張する力」にのみ、因果関係が見つかりました。つまり、**傾聴力が高く、主張力も高い選手は、大成する可能性が高い**ことがわかったのです。これは非常に興味深い結果でした。

　傾聴する力と主張する力は、育てていくことができる資質です。この２つの力についてJリーガーたちを意識的に育て上げれば、将来、選手としての活躍に留まらず、サッカー界を引っ張り、盛り上げていくような大成する選手も増えると考えられます。日本のサッカーはさらに強くなっていくでしょう。

　傾聴は、単に人の話をよく聞くためのコミュニケーション技術ではありません。視野を広げ、視座を高め、視点のバリエーションを手に入れ、周囲の人たちから頼られ、任されるようになる「成長の鍵」なのです。村井さんとの対談で、傾聴の重要性を改めて認識することになりました。

主張する力

　「主張する力」とは、思っていることを飲み込まずに、違うと思ったら違うと言う、やりたいと思ったらやりたいと信念をもって伝える力です。例えばサッカーの試合中に、攻撃ばかりで守備に貢献していないサイドアタッカーの選手がいたとします。たとえ自分より格上の有名選手であっても「もっとちゃんと守ってくれ！」とはっきり伝える、安易に相手に妥協しない選手は主張する力を持っているといえます。これはビジネスパーソンにとっても非常に大切なことではないでしょうか。昨今の中間管理職は主張する力が弱くなっているように感じることがあります。ですから、管理職昇格者向けのビジネス研修では主張する力についても説明します。

　中間管理職とは、経営者から見れば「現場に近い経営側の最先端」ですが、現場の一般社員から見れば「みんなの利益を守る代表」です。板挟みの難しい立場ではありますが、主張する力が弱いと、必要な場面で上司に意見できません。でも、部下はその姿を見ています。部や課のメンバーが正しいと思って進めてきたことや試行錯誤してやってきたことを、上からの指示や命令であっさり翻すことがあれば、部下たちはついてこなくなるでしょう。上司になったら、部下たちがやってきたことを壁となり盾となって主張できるようになっていただきたいです。主張する力は、スポーツ界でもビジネス界でも、チームや組織全体の力の向上に繋がっていくと思います。

他者との関係性を把握する

ねじれているときの落とし穴

　他者との関係性というと、例えば「同じ職場の先輩・後輩」などがあります。でも、メンタルトレーニングの観点では、それだけの把握では十分ではありません。「同じグループに属するけれど頻繁なやり取りのないただの先輩・後輩」「教育係である先輩とその指導を受ける後輩」など、関係性にはさまざまな形があります。より細分化して捉えてみると、関係性は1つではないことがわかります。

　なかには「年上なので社会的には先輩でも、プロジェクトチーム内では同等のミッションやノルマが課せられた対等な関係」「社歴も年齢も上だけど、現在は自分が上司を務める関係」など、関係性にある種のねじれが生じている場合もあります。そうしたねじれは心のストレスになりかねないのですが、アスリートの世界にもねじれは存在します。アスリートがどうやって乗り越えているのか見ていきましょう。

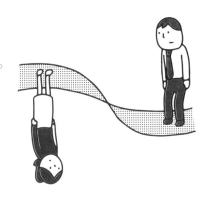

トップアスリートの心得

意識すべき関係性だけを見極める

　「先輩・後輩」という立場と「評価が高い・評価が低い」との関係性のねじれはアスリートの世界でもよく見られます。

　日本の学生のスポーツ部活動では、学年（年齢）を理由としたある種の序列が生じやすいものです。後輩のときは先輩に遠慮し、先輩を立てながら過ごした経験がある人も多いでしょう。

　でも、トップアスリートたちの世界は実力勝負です。年齢やプロ入り年次の早い・遅いと、レギュラー・非レギュラーが一致しないことは珍しくありません。けれども、学生時代の先輩・後輩の意識が染み付いていると、**実力勝負による関係性のねじれを心の中で処理しきれない**選手も出てきます。

　私にもそういう時期がありました。私は中学のテニス部でそこそこの結果を出し、中学２年生からある強豪テニスクラブに入りました。そこで浴びた洗礼は、今でも忘れられません。そのクラブでは学年に関係なくレベル分けをされ、練習するコートもレベルごとに指定されました。コートに付くコーチの数も高いレベルほど多く、低いレベルのコートには選手がひしめき合います。高いレベルの選手たちは練習環境があからさまに優遇されていました。また、年下の実力ある選手に、名前を呼び捨てにされたこともあります。でも、文句が言えないような空気があったのです。

　関係性のねじれによる心理的な葛藤を克服するには、練習や試合に必要のない関係性を意識から除外することです。**「気にしないようにしよう」と意識すると、かえって脳裏に刻み込まれてしまうので、「意識すべき関係性だけに集中する」**のがお勧めです。

Part
3

他者を理解する
メンタルトレーニング

117

言い換えれば、自分のことだけに集中します。また、レギュラーや代表入りの座を争っているのであれば、「ライバル」という関係性だけに意識を集中させます。**競争相手でなければ「同じく夢を追いかける同士」と考える**ようにします。関係性の捉え方次第で、メンタルへの負荷は変わってきます。

ねじれよりも貢献できることを探す

　もう１つの関係性のねじれに「指導者・選手」と「競技成績の優劣」があります。

　Ａ選手は世界の表彰台を目指せる実力があるけれど、指導するＢ指導者には現役時代にそこまでの実績がなかったとします。Ｂ指導者が選手から信頼され、監督や運営側から指導力を期待されていても、選手としての実績のなさからＡ選手に積極的にアドバイスができません。Ａ選手はＢ指導者からもっと助言がほしいのに、Ｂ指導者本人が体に染みついた「成績の優劣」から抜け出せない、こんなケースを現実でも見かけることがあります。

　こういうときに大切なのは、関係性とそのねじれを**互いがどう理解しているのか、どのように貢献できるのか、相手に何を求めているのかを伝え合い、納得し合う**ことです。

　どんな人でも、存在そのものや持っている知識・経験のすべてが他者より上回っていることはありません。相手の何が自分に生かせるのか、自分の何が相手に役立てるのかを考えるようにすると、心のモヤモヤも解消できるようになります。

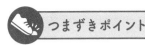

たった1つの関係で捉えてしまう

本来、人間同士の関係は複雑になりがちです。しかし、わかりやすく目につく関係性が「すべて」だと思い込んでしまうと、心を乱すノイズが発生します。例えば、関係性を「上司・部下」とだけ捉えるから、「上司のくせに」「上司だったらさあ」と思えてしまうのです。相手への不満が蓄積すると、負の感情を抑えるのは難しくなります。

互いに喜怒哀楽の感情を持ち、誰かの大切な存在であり、失敗を恐れ、実際に失敗することもあり、職場以外で違う顔を持っているかもしれず、今も悩みや不安を抱えているかもしれない……、このように**誰もがいくつもの面を持っている**ことは忘れないようにしましょう。

1つの役柄だけを見せてしまう

組織やチームにおいて1つの役柄のみでは、相互理解を深めるのは難しくなります。固定した役柄から脱却するには、**自分のさまざまな面を少しずつ見せていく**のがいいでしょう。

では、それにはどんな方法があるでしょうか？ 例えば、プライベートでの楽しい経験や、自分の新たな挑戦について話してみるのは方法の1つです。普段は見せない面が伝わることが重要なので、話す話題も意識して選びます。

また、自分から率先して自分のことを開示できるといいですね。そうして互いに「この人は別の顔も持っているんだな」と気づけるようになると、寛容な気持ちで関わり合えるようになります。

保護者の役割とルール問題

　関係性やねじれを理解しながら組織やチームを率いていくには多方面への配慮が必要なので、面倒なものです。一面的な関係だけで舵取りをするほうが簡単であり、組織やチームの上層部の人たちは多様な関係性を見ないようにすることもあります。

　学生の部活動やアマチュアクラブチームでは、保護者・コーチ・審判などをそれぞれの枠にはめて、その枠を超えた意見や干渉を禁止することが、かねてから多発していました。近年は変わりつつありますが、まだ一部の習慣が残っていることもあります。

　一方、欧米を中心とした海外のスポーツの世界にも一定のルールはあります。試合当日に保護者が監督に意見を言うのはNGとされ、破ればペナルティが課せられます。しかし日本と異なるのは、「保護者は試合翌日の朝9時以降であれば、監督に意見してもよい」などの許容範囲も示されます。つまり、日本は保護者には徹底的に干渉させないようにしがちですが、欧米は厳しいルールはあるものの、その**ルール内であれば互いに意見を主張・交換することができる**のです。親側が持つ「子どもを育てる上での権利」を反故にせず、保護者が一切手出しできない状態にはしない配慮があるのでしょう。

　こうした背景のためか、欧米では「互いの立場の違いを尊重した上で、ミーティングによって相互理解を促し、ともに問題を解決していく」という運営方法が多いようです。この

方法の大きなメリットは**「関係の継続性」**にも効果が高いことです。単一の役割の人たちだけで集まって何かを決めても、参加していない外の人たちの理解や同意を得るのは難しいことがあります。長期的に不満がたまる人が増えれば、組織やチームをよい状態に保てなくなることがわかっているのだと思います。

日本で同様のルールがあるとは、まだ聞いたことがありません。日本の場合は、保護者に干渉させないだけでなく、監督やコーチがOBなどの重鎮に気をつかわなければならない構造があるようです。そのような環境では監督がいくら優秀でも、重鎮の意見に左右され、チーム改革もままならなくなります。

よりよいチーム作りには、監督・保護者・OBの3者が互いに尊重し合える関係性を築くことが大切です。

column

心理の世界の「多重関係」

カウンセリング用語に「多重関係」という言葉があります。多重関係とは、同じ人とさまざまな社会的関係を結ぶことを指し、「親と子」「友人同士」「恋人同士」なども多重関係です。心理カウンセラーの倫理基準では、多重関係は避けるべきものとされます。

例えば、会社の上司と部下という関係性があって、上司が心理カウンセラーの資格を持っていたとします。部下がメンタルを病んでしまった場合、心理カウンセラーという立場で部下のカウンセリングをするのは好ましくありません。なぜなら、2人の間には「上司と部下」という利害関係や情があるので、中立性や客観性を維持しにくく、カウンセリングに個人的な意見が混ざる可能性があるからです。

　一方、一般的な人間関係においては、多重関係を避ける必要はありません。むしろ、避けられないものといえるでしょう。

自己開示で他者を知る
知りたいときは先に出す!

　「好きな食べ物は?」「好きなゲームは?」「好きな芸能人は?」と矢継ぎ早に聞かれたら「んっ!?」と言葉に詰まりそうですよね。それよりも「私は最近、台湾ラーメンにはまってるんだよね。○○さんの好きな食べ物って何?」と聞かれた方が答えやすい気がします。相手のことを知りたいときには「聞く」ばかりではなく「出す」ことです。それを自己開示といいます。自分から先に情報を明かせば相手の警戒感も薄れていきますし、コミュニケーション上の「返報性」も期待できます。返報性とは、相手がしてくれた行為に対して報いようとすることです。

　自己開示では、普段は明かさないようなプライベートについて話すと効果的です。家族のこと、幼少期の思い出、趣味、過去の失敗談、誰にも言っていない本音などが、自己開示の代表的な話題です。

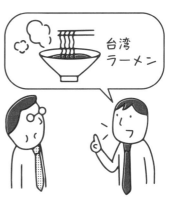

台湾ラーメン

抱え込むより雑談のススメ

　保証された未来などなく、常に一寸先は闇というのがアスリートの生きる世界です。そのため、多くのアスリートは「現在の調子や成績についての本音・本心」を自己開示することに抵抗感があります。今日は気分がよくないから練習に集中できない、成績が停滞していて練習メニューを変えたい、などと思っていても、指導者はもとより仲間の選手にも話しにくい感情があるのでしょう。結果として周囲に言えず、態度にも示さないまま一日を終え、自室で悶々とする選手も少なくありません。でも、それでは**気持ちが沈むばかりで調子が戻りにくくなり**、競技力の成長は進みません。アスリート研修では自己開示ができるようになる練習として、まずは雑談のなかで「好きなもの・嫌いなもの」を話してみることを勧めています。

　そもそも周囲のコーチやスタッフたちはアスリートの顔色や様子を通して心の気配に気づき、話しやすい環境をつくったり、水を向けたりしています。外から見るとアスリートが何かを抱えていることがよくわかるものですが、渦中にいる本人には余裕がないのでしょう。どんなときも１人で抱え込まないこと。雑談でいいので**自分のことを話す練習**を普段からしておけるといいですね。

最良のタイミングは探さない

　アスリート研修で「質問は？」と尋ねると会場が沈黙に包まれることが多いのですが、誰かを指名すると必ずよい質問が出ます。「質問をする」は主体的で、「指名に応える」は受動的とすると、

受動的なほうが動きやすいようです。

　なぜかといえば、アスリートの多くは「言われたことをやる」ということが染みついているからです。身体能力の高いアスリートほど子どものときから注目され、手厚く指導されて育ちます。指導者から「今日は素振り100回」「次に腕立て30回」「ランニングは20周で」といった練習指示があり、それを疑問なくこなして成長してきたのです。ですから、若ければ若いアスリートほど受動的な傾向が強いと感じます。自ら質問するという主体的な行動が苦手なのも当然かもしれません。

　でも、プロの世界に入れば指導者が全員に手厚い指示は出しません。アスリートには自分の頭で考え、行動していく主体性が求められます。**主体的になるときのコツは、考えすぎないこと**です。最良のタイミングやうまい表現を探していると、いつまでも動けません。言葉の正確性や周囲の反応を心配しすぎず、心に浮かぶことを素直に口に出して構わないのです。

👟 つまずきポイント

「自己開示」と「自己提示」の混同

　自己開示と混同されがちなものに「自己提示」があります。自己提示は自慢話、主張、言い訳、アピールなど、自分をよく見せる表現が含まれやすく、英語ではSelf-presentationといいます。

　思わず話したい嬉しい出来事や、素晴らしい経験は誰にでもあるものですが、過剰な自己提示になると**「この人の本質や本音ではない」という印象**を相手に与えてしまいます。他者に話すことは楽しくても、やりすぎは要注意です。

特に近年は、SNSでのちょっとした自己提示が想像以上に拡散し、大きな嫉妬となって返ってくることもあります。見えない相手から傷つけられないよう、コミュニケーションツールは慎重に使いましょう。

現場MEMO

ジョハリの窓

　アスリートの世界では「何を言うか」よりも「誰が言うか」、つまり「どんなバックボーンを持っている人が言うか」を重視する人も少なくありません。コーチの成績や実績は重要な説得力になります。一方で、実績がないコーチであっても、選手がコーチの言葉をしっかりと受け止めることはあります。**それは、選手とコーチの間に信頼関係がある**ときです。「ねじれよりも貢献できることを探す」（118ページ）に出てきたＢ指導者の場合も、指導者本人に自信がないだけで、状況としてはこれに当てはまります。

　とはいえコーチからすれば、その選手が**何を目指しているかがわからないとアドバイスしにくい**のも事実です。ビジネスパーソンの世界ではマニュアルやハウツーがしっかりあるため、部下が５年後にどうなりたいかまでを把握しなくても、半年や１年先までの業務指導は可能です。しかし、スポーツの世界は個人的状況が大きく異なるので、相互理解の土台がないと教えることも教わることも難しくなります。そのため、私たちの会社では「ジョハリの窓」のフレームを用いてサポ

ートしています。

　「ジョハリの窓」とは、サンフランシスコ州立大学の心理学者ジョセフ・ルフトとハリー・インガムが発表した「対人関係における気づきのグラフモデル」です。ジョハリの窓では、「自分は知っている自分／自分は知らない自分」の２つと、「他者は知っている自分／他者は知らない自分」の２つを掛け合わせ、４つの窓を作ります。窓の１つである**「自分は知っている自分／他者は知っている自分（＝開放の窓）」を大きくしていく**と、互いに強固な信頼関係を築いていくことができます。

●ジョハリの窓

	自分は 知っている	自分は 知らない
他者は 知っている	**開放の窓**	盲点の窓
他者は 知らない	秘密の窓	未知の窓

　開放の窓を広げていくには、**自己開示**と**フィードバック**が有効です。自己開示では、「自分は知っている・他者は知らない（秘密の窓）」ことを、「自分は知っている・他者も知っている（開放の窓）」へと移動させていきます。自分がどんな選手になりたいのか、どんな目標を持っているのかをコーチに伝えることは自己開示になります。「こんなことを言っ

ても仕方がない」と勝手に決めつけず、役立ちそうなものは何でも開示してみるのがいいでしょう。

一方、フィードバックでは「他者は知っている・自分は知らない（盲点の窓）」について、相手から教えてもらいます。アスリートがコーチに対し、「今日の試合のプレーはどうでしたか？　思うことがあったら教えてください」「何を変えたらもっとよくなると思いますか？」という問いかけはフィードバックをもらうことになります。

最終的には、「自分は知っている・他者は知っている（開放の窓）」ことだけが、自分と相手が一緒に何かを成し遂げるときのリソースになり得ます。

アスリートは指導者と二人三脚でこのフレームを使うわけですが、一般の人にも自己開示は効果があります。言いたくないことまで言う必要はなく、ストレスのない範囲で構いません。かしこまらずに自分についてのちょっとした話から始めてみましょう。また、他者からのフィードバックは決して批判や攻撃と思わないことです。返報性（123ページ）を生かしながら相互理解を深めましょう。

他者とチームになる

ミニマムチームで個性を尊重

他者を理解するには「チーム（仲間）になる」という方法もあります。チームは同じ目標を持ち、ともに行動する複数人の集まりのことですが、みなさんは今、どんなチームに属していますか？

学生であれば同じ課題に取り組んだり、課外活動や校外学習の班もチームといえそうです。仕事では同じプロジェクトや売上目標を目指すチームもありますね。ともに子育てをする夫婦もチームといえるかもしれません。

自らチームをつくるには、「一緒に○○を目指しませんか？」「○○に向けて一緒に取り組みましょう！」と相手を誘うことになります。素晴らしいことや困難なことでなく、些細なことでもチームづくりは始められます。チームになると人間同士の心理的な壁は取り除かれていきます。壁が低くなれば相手のことがよく見えるようになるので、相互理解が進み、「仲間意識」も芽生えます。仲間意識は相手を認めたい、許容したいという気持ちを増幅させるので、関係構築によい影響をもたらします。

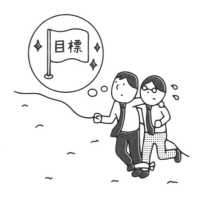

小さな集まりで強くなる

　少々古い捉え方に思えますが、大勢の人が円陣になって「頑張るぞー！」と叫ぶのをチームだと考える人は今も少なくありません。確かにチームの一形態ではあるものの、個々の事情を無視した強制感が否めず、滅私奉公の押し付けになりかねないように思います。その状態では**多様性や個性が尊重される現代**において、チームを成立させることは困難かもしれません。

　私が考える現代のチームとは、1対1や1対2のような小グループ（課題に応じた組み合わせ）を複数つくり、その大集合によって大きなチームを形成するというものです。例えるならば、少人数のミニマムチームはぶどうの実の一粒。その粒がいくつも集まった一房が大きなチームです。なぜこの形がいいかというと、5人や10人が揃うとどうしても全員の個性や事情を尊重することが難しいので、**互いの強みを引き出すには少人数が現実的**だと思うからです。相互理解の進んだ小チームはまとまりやすく、母体となる大きなチームにもよい影響をもたらすと考えます。

旗振り役にならないリーダーシップ

　チームの成果のためには1人ひとり、自分ができることを考えて行動します。これを「リーダーシップの発揮」といいます。リーダーとリーダーシップは異なりますがよく混同されます。リーダーは立場や役職などの「ポジション」で、リーダーシップは主体的に考え実行していく「姿勢・あり方」のことです。

　ですからリーダーシップの発揮では、前に出て旗振り役になら

なくても、**全体を見ながら周囲と積極的に関わる**こともあります。常に目立つことばかりをする必要はないのです。

　無理なく自分にできることは何でしょうか？　できることが見つかったら、ジョハリの窓（126ページ）のようにチームに向けて自己開示をします。組織や仲間のために自ら話していくのは、まさにリーダーシップです。練習や試合でアスリートに求められるリーダーシップも同様です。自分から他者へ働きかけることによって相手も刺激を得て「できることを頑張ろう」と思うようになるのです。

 つまずきポイント

違いを恐れて遠慮する

　他者へ自己開示やフィードバックを行うと、意見の相違や衝突が生じることも当然あります。でも、**違いを恐れると、相手が気に入りそうな自己開示や、気分を害さないフィードバックを行う**ことになるでしょう。短期的には問題ないかもしれませんが、いつかは袋小路に突き当たり、見逃してきたことがより大きな問題となることもあります。

　相手を知れば知るほど違いも見つかりますが、それは悪いことではありません。また、「自分が我慢すればいい」という継続的な遠慮はストレスがたまるので、伝えるべきことは伝えることです。相違を乗り越えて初めて、健全な人間関係がつくられます。

自分が引き受けすぎる

　よいチームになろうと思うあまり、「自分が頑張って、何でも

やってメンバーを助けよう！」と考えることがありますが、それはチームにとって本当によいことではありません。得意なことや持続できることを主体的に行う人間が複数集まり、互いの背を守り合うようにして前進するのが「チーム」です。そのためには、自分にできることを確実に行い、メンバーを信じて返報性が現れるのを待つことが大切です。しびれを切らして自分が何でも引き受けようとすると、メンバーには**「自分を信じて待ってくれない」と映り、かえって関係が悪くなります。**メンバーから役割を奪わず、メンバー全員が関われるのがよいチームです。

現場MEMO

分解するチームビルディング

　野球は9人で戦う競技のため、「チーム」も9人と考えがちです。もしくは、控えのベンチメンバーも加え、それを1チームと捉えることもあるでしょう。しかし、実際にはさらに細かいチームが存在します。

　例えば、ピッチングの関係性で繋がるピッチャーとキャッチャーや、ショートゴロを処理するショートとファーストもそれぞれチームを組んでいるといえます。外野・内野・キャッチャーというバックホーム時のチーム、3塁コーチと出塁時のランナーのチームなど、小規模のチームを数えればキリがありません。野球は試合の場面ごとに2〜3人の小チームが仕事をして繋ぎます。つまり、大チームを分解してみれば、試合展開に応じて**小チームの組み合わせが常に変わりながら、**

それぞれの役割を果たしているのです。

　チームビルディングにおいて、チームをもっと有機的に機能させたいときは、大チームを分解することから始めるのがいいと思います。チームに何人もいれば、全員が積極的にならなくてもやり過ごす人間が出てくるものですが、2〜3人の小チームでは誰もが当事者になる必要があります。「自分には直接関係ない」と言い出す余地はなく、そうした環境によって**全員が主体性を持つ**ようになります。

　1人ひとりの当事者としての自覚を促すにはミニチーム化し、さらに1人がいくつもの小チームを掛け持ちして役割を担うようにできると、より強いチームをつくり上げることができると思います。

他者を遠ざける

一旦離れてみるのも悪くない

　Part2では「自分を知る」こと、Part3では「他者を知る」ことについて紹介してきました。自分と他者の存在について一番の違いは、自分で離れることができるかできないか、です。

　自分とは一生離れることができないので、どんなに苦しくても受け入れるしか方法はないですよね。もし受け入れられないのであれば、自分自身が変わる努力が必要になってきます。

　一方、他者をどうしても受け入れがたいときは、離れるという選択肢があります。「離れる」といっても、相手を見限ってすぐに決別の判断をするのはちょっと急ぎすぎです。一旦、相手から遠ざかってみると、新たな相手の一面が見えてくることがあるかもしれません。距離ができることで気持ちも落ち着き、考えが変わることもあります。自分のメンタルを保ちながら他者を理解するには、敢えて離れてみるのも1つの方法です。

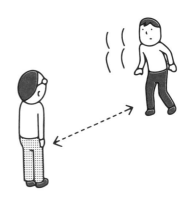

トップアスリートの心得

第三者に相談する

　会社勤めで上司や同僚を変えることが難しいように、スポーツチームや競技団体においても、監督やコーチ、チームメンバーをアスリート個人の意思で変えることはほぼ不可能です。でもアスリートも人間ですので、合う相手・合わない相手は必ずいて、これ以上一緒にいたら心身の健康に影響が出る、ということもあります。

　こうした場合、キャリアの継続を最優先とするならば、**信頼できる第三者に相談するのが一番**です。第三者も「2人を離したほうがよい」と思えば、指導者の担当を変えたり、別メニューの練習で少し距離を取ったりします。素早い対応ほど状況の深刻化を防げます。なお、第三者は、当事者たちの状況が見える距離にいて、論理的で、冷静に説明したり意見が言える人が適任です。

移籍や引退を選択肢に加える

　それでも問題が解決されない場合、アスリートは移籍や引退を選択することもあります。移籍は一般人の「転職」といえます。合わない他者を理由に移籍するのはつらいことですが、その場に留まって競技に集中できない日々を過ごし、心身も不調になるよりは、**新天地でゼロから再出発する**ほうが自分らしく過ごせます。

　または、実際には移籍しなくても「いざとなれば、その選択肢もある」と考えるだけでも気持ちは楽になります。選択肢があるかどうかで、メンタルへの影響は大きく変わってきます。誰にでも選択肢は複数あるものです。自らその可能性を除外して苦しま

ないようにしましょう。

ケンカ別れが記憶に刻まれる

　心身の健康を守るために相手から遠ざかるわけですが、勢い余ってケンカ別れになるなど、相手との関係を完全に断ち切ってしまうのはお勧めできません。

　理由の1つは、それによって自分に**ネガティブ思考が染みついてしまう**ことです。二度と関わらないと決めると、自分の記憶や感情の中ではかえって鮮明化することがあります。「あのときのことは忘れよう……」「あの状況は間違いだったから断ち切ろう……」と思えば思うほど、負の思考に支配されてしまいます。

　もう1つは、ケンカ別れは**一生の縁切りになりかねず、禍根が残りやすく**なります。やがては自分も相手も成長し、以前とは異なる関係性がつくれることだって十分に考えられますが、そんな機会も自分で潰してしまうのはもったいないと思います。

ネガティブ行動をとめられない

　一緒にいることがつらい相手と距離が上手に取れない場合、追い込まれることによって、普段とは異なる行動を取ってしまうことがあります。嘘をつく、陰で悪口を言う、関係のない周囲を巻き込んで組織やチームにネガティブな行いをするなど、冷静に考えれば、自分にとってまったくメリットがありませんが、負の感情から気持ちが収まらないのでしょう。

　世界は広く、そして狭いものです。**先を考えずに行ったネガテ**

ィブな言動は思いもよらない繋がりから、**未来に影を落とす**こともあります。冷静な判断ができるうちに、良好な距離の取り方ができるように努めましょう。

オフも遠ざかるチャンス

　遠ざけることができるのは、他者だけでなく「モノ・コト」に対しても同じです。アスリートもどんなに夢中になって始めたことでも、時間の経過とともにマンネリ化したり惰性になったりすることがあります。競技特性や大会スケジュールにもよりますが、多くのアスリートは一定期間の競技生活に没頭した後は、一定期間のオフを取り、**心身の緊張状態を解放**させます。

　野球、サッカー、バスケットボール、バレーボールなど、プロリーグがあるアスリートの多くは、リーグ戦終了後に1週間から1カ月程度のオフを取ります。アスリートのオフの過ごし方はさまざまです。ゆっくり休む選手、基礎体力を引き上げるためにフィジカル強化に取り組む選手、チーム事情や監督の要請とは異なるスキル習得に挑む選手、読書や異分野の人との交流で学びを深める選手など、過ごし方にも選手1人ひとりの個性が出ます。みなさん、日々の競技生活とは異なった自分らしいオフを選択していると思います。

　野球選手のなかにはオフの間に「野球の楽しさを思い出す」という人もいます。野球から遠ざかり、他のことをすること

で「ああ、やっぱり野球がやりたい。選手だからやらなくてはと思い込んでいたけれど、**自分がやりたいことだったんだ**」と、初心に返るそうです。そうなるとシーズン開始が待ち遠しくなり、改めて意欲的に取り組めるようになります。

column

アスリートは休み上手

　私はアスリート研修やビジネス研修で講師をしていますが、アスリートは一般人よりも前日の失敗など、ネガティブなことを引きずらない傾向があるように感じます。その理由は、スポーツには明確な競技時間があるからかもしれません。競技中は失敗してもできるだけ早く切り替えて、同じ失敗を繰り返さないようにしないといけません。そのことが、切り替えの早さに繋がっているのだと思います。

　アスリートは切り替えをするための特別訓練をしているわけではなく、「引きずってもいいことはない」ということを競技のなかで反復しながら学んでいるのでしょう。「1回の失敗はいい、でもその失敗に凹んでまた同じように失敗するなら、今度は自分のせい。だったら他の選手と交代させるよ」と指導者に言われる世界なのです。

考える
力をつける
メンタル
トレーニング

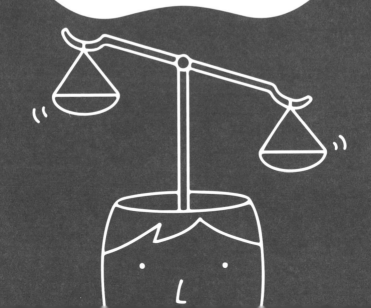

構造を考える

何が揃えば結果が出るのか

　「わからない」をとにかく少しでも減らすことが、不安や心配を解消していく第一歩、というのが私の考えです。そのため、Part3までは「わからない」を減らすための「自分や他者を知る」方法についてお伝えしました。「わからない」を減らすにはもう1つ、「考える」があります。Part4ではその方法について見ていきましょう。

　今日はどんな服を着ようか、昼は何を食べようか、この仕事は誰に相談しようか……、何かをするときは常に考えているものですよね。人は1日に数万回も考えているという研究もあるそうです。ただ、「わからない」を減らすための「考える」は少し異なり、考えるときには構造を意識してもらいたいのです。Aをしたから

Bの結果になった、Cをすればできる、という因果関係（原因と結果）の理解ともいえます。因果関係がわかると「だからこうなったのか」と、たどってきた道筋や進むべきその先が具体的に見えてきます。

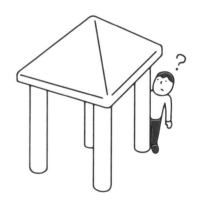

それは何でできている？

　目の前に食塩水があったとします。「塩分濃度を高めて」と言われれば塩を加えるでしょう。食塩水は水と塩でできていることを知っているからです。でも、食塩水が何でできているのかを知らなかったら、見当違いなものを入れてしまうかもしれません。

　このように、**結果を出すにはそれが何でできているかの構造を理解する**必要があります。構造は要素と要素の関係性です。

　アスリートの結果の出し方も同様です。限られた時間や体力のなかで遠回りはしたくありません。目の前の無数にある要素の、何と何が意味を持った繋がりにあるのかを探し、考えることを習慣にしています。

風が吹けば、桶屋が儲かる

　とはいえ、世の中は食塩水のような単純な因果関係ばかりではありませんよね。ことわざの「風が吹けば、桶屋が儲かる」とは、一見関係なさそうなことも思いがけない繋がりがあるという意味ですが、アスリートの世界にも当てはまります。例えば、トレーニングや試合以外の日常生活の小さな習慣がアスリートの**体や思考に影響を与え、癖をつくり出す**こともあります。自宅ソファの硬さや背もたれの角度と無意識の姿勢、つい足を組んでしまうときの上下の足の偏り、食卓とテレビの位置関係なども小さな要素となりえます。こうして予想していなかった関係性が生まれると、無意識のうちに癖や不調の芽になります。大切なのは、**自分が考えてその選択をしているか**ということ。無意識の行為による影響

は要注意なのです。

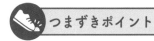 つまずきポイント

「あいまいさ」の危険

「総合的に考えれば……」や「要するに……」は便利な言葉ですが、あいまいさを多く含むので、大事なことを考えるときにはお勧めしません。過去に何度も経験してきたことであれば、ざっくり考えても大きく外すことはないでしょう。でも、初めての経験では致命的なミスや遠回りのリスクも高まります。

また「勘」にも注意が必要です。幹線道路の渋滞を避けようと勘を頼って不慣れな道を使うと、イライラして集中力低下のために事故が起きやすいといいます。**あいまいさには「わからない」が多く含まれる**のでメンタルをコントロールしにくいのです。

すべて把握しようとしない

世の中にはまだ解明されていないこともたくさんありますから、すべてを構造で示し、因果関係を把握できるわけではありません。身近な人間関係であっても、自分以外の人の心の内を簡単に知ることはできません。**「不明」や「その他」は常に存在すると、割り切っておく**ことも必要です。

構造で説明できないものが見つかったら、誰かに相談してみるのもいいと思います。人に話すことで「これは心配しなくてもよさそうだ」と気づけることもあります。他者の視点を混ぜると、自分だけでは見つけられなかったヒントが得られます。

わけるとつなぐ

　近年、アスリート側から思考力向上のための研修を求められることが非常に増えました。提供するプログラムの中で最も人気があり、最も実施後の評価が高いものに、深沢真太郎氏による「わけるとつなぐ研修」があります。これは深沢氏が書いた同名の書籍『わけるとつなぐ これ以上シンプルにできない「論理思考」の講義』（ダイヤモンド社、2020年）をもとに、アスリート向けに作られたプログラムです。

　スポーツの現場では、指導者が頻繁に「ちゃんと考えろ！」「頭を使え！」と言うのですが、選手から「ちゃんと考えるってどういうことですか？　考えてないわけじゃないんですけど」と言われたら、「ちゃんとっていうのは、深くっていうこと」くらいにしか答えられない指導者もいます。

　その点、深沢氏のプログラムではアスリートに因果関係を考えさせます。例えば、見た目が個性的な芸人Aさんがアイドル並みに人気がある理由について、Aさんの人気は**何でできているかを因数分解**しながら考えます。因数分解に慣れたら、今度は自分に置き換えます。「レギュラーになれたとして、レギュラーになった自分は何でできているのか？」逆思考で自分に必要なものを導き出す練習ができるのです。

数字で考える

不安を消すには具体が必要

　あいまいさを減らすには「わからない」を減らすことですが、もう1つ重要なのは具体的に考えることです。具体の最たるものは「数字」です。

　ダイエットをするならば、「痩せる！」では漠然としすぎていますよね。「1カ月後に体重を測ったときに、今日の65kgから2キロ少ない63kgになる」などと具体化し、そのために何をしたらいいかを考えるのが「数字で考える」ということです。

　ダイエットの例は取り組みやすいですが、現代社会では意外と数字が見えなくなっている気がします。スマホの普及で簡単に連絡を取り合えるようになり、昔のように待ち合わせ時刻を明示することは減りましたし、キャッシュレス社会ではお金の残額が見えにくくなりました。便利なツールが増えたことで、数字で考える機会が減ってはいないでしょうか。まずは身の回りのものごとを数字で表し、数字で捉えることから始めてみましょう。

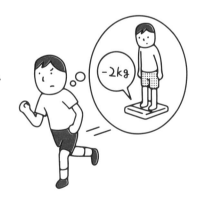

打率3割になる計算

某プロ野球球団の選手を対象にした研修で、「あるシーズンに打率.280だった打者が、来シーズンに打率.300になるには、ヒットを何本増やす必要があるか？」という質問をしました。ここでは質問の前提や条件は省略しますが、選手たちは30本、40本、50本などと解答しました。でも、年間の約140試合に出場した場合、「打率＝安打数（ヒット本数）÷打数」ですので、約10本が正解です。

本当に来シーズンのヒット数を50本も増やす必要があったら、今の自分を抜本的に変えなくてはいけません。10本でいいなら、ミスの削減や一塁ベースまでの全力疾走などプレーの修正や改善でかなうかもしれません。**数字で考えずに感覚やイメージで考えると、到達ラインまでの誤答が生じ、的外れな努力や不要なプレッシャーを受ける**ことになります。

思考停止は数字で防ぐ

あるとき、練習日の朝は何時に起きているかと選手に聞きました。目覚まし時計を午前6:50にセットしているというので、「なぜ6:50？」と聞くと、特に理由はないとのこと。最初は日の出時刻を意識して決めたようでしたが、その後も何となく起床時刻は同じにしているといいます。

ここでは変わらないことが悪いのではありません。「理由があって始めたことを今も続ける理由」を自分がわかっていないことが問題です。環境や状況が刻々と変わっていき、自分の成長課題

も変化しているはずなので、**変えるにしろ変えないにしろ、理由は必要**です。数字は思考の手がかりになりやすいので、ときどき見直す習慣をつけたいものです。

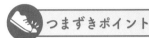

数字だけにとらわれる

数字は人々の間の共通指標として活用しやすいものですが、**数字が表す意味を忘れたり見落とすと、評価や判断を間違えてしまう**こともあります。

例えば、前述の午前6:50とは、夏はすでに昼間のように明るく、冬はまだ薄暗い時間です。季節ごとの違いを考慮しないまま「年間を通じて、毎週水曜日の午前6:50から朝練をやります」と決めるのはナンセンスです。数字にとらわれすぎて他の条件に目が向かないと、かえってうまくいかないこともあります。

数字以外は重視しない

数字は大切ですが、応援してくれる人たちの情熱、チームを作り上げた先人たちの想い、将来のアスリートに伝えるべき願いなどは、数字に表すことが難しいものです。数字を重視しすぎるあまり、**数字では表せないものを軽んじてしまう**こともあります。

アスリートのファンサービスは数字で表しにくいものだと思います。強化トレーニングやテストマッチ、合宿や遠征などと比較した場合、自身の成長や競技成績に直接影響をもたらすとは思いにくいのでしょう。そうしてファンサービスへの優先順位を下げ、残念ながらおざなりにしてしまう選手もいます。でも、こうした

態度は周囲も見ています。周囲からの信頼を失えば、助けがほしいときに手を差し伸べてくれる人がいないことにもなりかねません。数字にならないものも大事にできることが周囲との関係構築には必要です。

「スタミナがつく」って何だ？

　「スタミナがついてきました！」と話してくれるアスリートには、「よかったですね。どうしてスタミナがついてきたと思うんですか？」と尋ねるようにしています。もし「持久走のタイムが〇秒縮んだんです」「最大酸素摂取量が向上しました」と答えるならば、その後も着実な成長を遂げていくケースが多いです。**数字で具体的に捉えているので、その先のプランも作りやすいのでしょう。**数字があるから、自分の調子を言語化しやすいメリットもあります。反対に、「なんとなく体が軽いんです」「理由は特にないです」としか答えられない選手は、先が厳しいことになりがちです。

　一昔前に比べて、アスリートはよりたくさんのデータを頭に入れて練習や試合に臨むようになりました。数字に苦手意識を持っている場合ではありません。専門的な知識によってメカニズムを理解し、数的目標値を定めながらトレーニングする時代です。こうした頭脳派・知性派のアスリートたちは今後ますます増えていくと思います。

マインドセットで
準備する

ぶれない気持ちには訳がある

　私たちの脳は使えば疲労します。リラックスしたり、睡眠をとらないままに使い続けることはできません。ですから、「考える」という行為は無制限にできるわけではありません。使える時間は無限ではないということですね。

　ずっと考え続けることはできないので、何でもやみくもに考えるのではなく、考える内容を定めて集中する必要があります。そのために注目したいのがマインドセットです。マインドセットとは簡単にいえば、ものの見方や、判断・行動するときの考え方の基準です。アスリートたちはどんなマインドセットをしているのか、見ていきましょう。

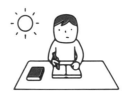

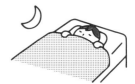

 トップアスリートの心得

イメージ化と波及効果

　スポーツチームやアスリートにはマインドセット研修も人気があります。アスリートやスタッフ、指導者たちは、**「どんなことを、どのレベルまで目指すのか」を明確にイメージしてから取り組み**

たいと考え、そのキックオフとしてマインドセットを求めている
ようです。

　あるラグビーチームでは、選手、指導者、コーチの全員が「自
分たちはあらゆることで世界水準のチームになる！」という言葉
とともに目線合わせをしました。これもいわゆるマインドセット
です。ここでのキーワードは「世界水準」で、到達したいレベル
のイメージを共有しました。世界水準のチームであれば、当然パス
もキックも、さらには挨拶やゴミ拾いも、あらゆるものに世界
水準を、と意識が向き始めます。すると実際の行動にも変化が現
れてきます。チームの1人ひとりのベクトルを同じ方向へ向かわ
せるにはマインドセットが効果的です。

「勝ち方のイメージ」の準備

　「すべてのものは2度つくられる」という言葉は49ページでも
紹介しました。最初に頭の中で目指すものの完成形をイメージし、
それを現実世界でリアルにつくり上げるという意味でしたね。家
を建てるときの設計図が1度目、実際の建築が2度目です。

　アスリートは試合前に「勝ち方のイメージ」をしっかりと作り
上げます。例えばカーリングでは、理想的なストーンの配置や当
たった後の配置のイメージをプランAとし、その通りに運ばな
かったときのためにプランB、ときにはプランCまで作り上げて
おくそうです。自分で納得し、腹落ちさせておいたイメージは強
力です。予想外な展開に慌てそうになっても、つくっておいたイ
メージはブーメランのように自分の中に戻ってきます。自分がや
ろうとしていることは**「できることなんだ」**と、**よい意味で思い
込める**ので、落ち着きを取り戻すことができます。

アンタッチャブルな領域にはまる

　強いプレッシャーを感じて追い詰められると、「もう後がない」と思ってしまいますよね。でも、**自分に強く言い聞かせてしまう**ことでアンタッチャブルなマインド領域をつくり出すことがあります。「後は気合いで乗り越える！」「策はなくとも経験はある！」などと妙なことを言って、周囲のアドバイスに聞く耳をもたなくなってしまうのです。こうした状況では「グラウンディング」という手法がお勧めです。肺の膨らみを感じながら深呼吸をしたり、足裏の地面の感覚に意識を集中させます。気合いなどの精神論ではなく、体の感覚を実感としてつかみ直すことで、自分は自分でコントロール可能な状態にいると再認識できます。

固定的な考え方が諦めを生む

　マインドセットの使い方を間違えると、**固定的なものの見方や考え方になり、思考が閉じてしまう**ことがあります。仮に、「日本のレベルでは世界で勝てるはずがない」というマインドセットを持ってしまうと、「自分たちは乗り越えられない」と思ってしまうのです。どうせ無理だからやるだけムダ、不可能な課題を押しつけられた、と諦めの境地になってしまうのはもったいないことです。見方を少し変えれば可能性は見つるかもしれないのに、固定的な考え方ではチャンスを自ら潰します。ネガティブなマインドセットには縛られないように注意したいものです。

強いプレッシャー下でのパフォーマンス

オールブラックスの愛称で有名なラグビーのニュージーランド代表チームは、「RED2BLUE」というプログラムを取り入れています。これはマインドセットのコントロールによって、メンタルコンディションもコントロールするメンタルトレーニングで、英国のGazing社が開発しました。**強いプレッシャーを受け続けながら最大限のパフォーマンスを発揮しなければならない組織や個人**のために研究され、英国では軍隊や警察も導入しています。

このプログラムではパフォーマンスとプレッシャーレベルの関係性に注目していて、①プレッシャーの大小はコントロールできず、②パフォーマンスはプレッシャーの影響を受ける、つまり**プレッシャーもパフォーマンスもコントロールできない**とします。また、「Skill set（フィジカルや職業技術）／Structure（組織・役割分担・戦略・戦術）／Mindset（見方・考え方・エネルギー）」の3つの頂点が作る三角形の総面積をパフォーマンスとします。Skill setとStructureの2つに比べて、Mindsetは「気持ちの問題・熱量の問題・コントロール不可能な問題」として放置されがちであったことに着目し、コントロール可能なものにしていこうというのです。スポーツに特化して開発されたものではありませんが、ラグビーやアメフト、急流をくだるラフティング、スキーなど、ケガや事故の危険性が高い競技選手が取り入れるには非常に効果が高いと思います。

マインドセットの再構築

マインドセット研修では、諦めを生んでいるマインドセットの再構築も行うことがあります。150ページの「日本のレベルでは世界で勝てるはずがない」を例に紹介しましょう。

かつて日本のラグビーは、世界レベルと比べて劣っていました。しかし、多くのデータを用いて、例えばニュージーランドの選手と持久力や走力、筋力を詳しく比べていくと、劣っているところも多いけれど、優っているところもあります。すべてにおいて劣っているわけではないという気づきは、希望の光になりえます。データを見た選手たちは「もしかしたら、結果的に負けていただけであって、その差は思っているほどじゃないかもしれない」「優っていることを武器にもっと何かできるかもしれない」と新たな可能性を探し出す気持ちが芽生えます。

このように、諦めとして刷り込まれたことはデータという客観的情報で塗り直し、マインドセットを壊わすことも可能です。壊した後は、「では、どこを目指すか」という新たなマインドセットを行うのです。

本質的なスキルを認識する

最初にほしい根幹スキル

　成長したいときや何かを変えたいときは、新たなスキル（技術）が必要なことも多いでしょう。また、習得すべきスキルは1つではなく複数あることもあります。

　スキルには、「本質的なスキル」と「枝葉のスキル」の2種類があります。自転車に乗れるようになるには、本質的なスキルは「足を浮かせてバランスを取る技術」です。一方、枝葉のスキルは「ハンドル操作をして左右に曲がる技術、ブレーキをかける技術、ペダルを漕いで加速する技術、ベルを鳴らす技術」などがあります。並べてみると枝葉のスキルは多いですが、まずは本質的なスキルを習得しない限り、自転車に乗れるようにはなりません。

　つまり、なりたい自分になるための本質的なスキルと枝葉的なスキルはそれぞれ何かを最初に整理することが大切です。どんな本質的スキルを身につけるべきか、から明らかにしましょう。

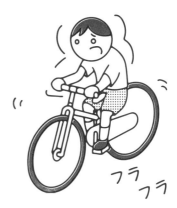

フラ
フラ

トップアスリートの心得

順序は「体技心」

　「心技体」とは、精神力・技術・体力のことで、スポーツの世界ではそのバランスを重視します。でも、アスリートがスキルとして**身につける順に並び直せば「体技心」**が正確だと思います。

　まずは「体」をつくります。ハードなトレーニングのためにはより強い体をつくり、さらに上のトレーニングをするために、まIn より強い体をつくることを繰り返します。そうした体があってはじめて「技」を鍛えることができます。技術練習では競技やポジション、武器にしたいプレースタイルに必要な筋肉の部位や遅筋・速筋といった筋肉の種類など、いわば「専門の筋肉」が鍛えられ、技術に合った体がつくられていきます。そうしてつくられた体で、また新たな技術やより高度な技術を練習することが可能になります。この過程で練習環境や支援者への感謝を学び、忍耐力や克己力という「心」も身につきます。

　本質的なスキルは常に1つとは限りません。練習するには体が本質、試合に勝つには技術が本質、みんなに応援されるには心が大切と、本質的なスキルは変化していくものでもあるのです。

その場で求められるものの理解

　チームスポーツの選手はチームに属していながらも、なりたい選手像から本質的なスキルを考えがちです。でも、本当に一軍での活躍が目標であれば、一軍メンバーを決定する監督やヘッドコーチの考えに照らして本質的なスキルを考えるべきでしょう。

　自分のプレースタイルへのこだわりは、個人競技の卓球でも同

じです。強い返球ができる攻撃型の選手が、カットマン（ボール
に強い下回転をかける技で戦う戦術）を相手に戦ったとします。
カットマンは相手のミスを待つ戦術ですので、攻撃型の選手はよ
り注意が必要です。しかし、相手との関係性よりも自分のプレー
スタイルにこだわって動けば、自分でミスを招きかねません。そ
れではカットマンの餌食です。ここで必要なのはカットマンのプ
レーに付き合いながら、左右・前後に振る柔軟性です。そして、
甘い球が来たチャンスで打ち込むのです。**自分の強いこだわりは、
ときに本質的なスキルを阻害してしまう**ことがあります。

 つまずきポイント

スキルの可能性に気づかない

　本質的なスキルというと、資格やスコアなど具体性が高いもの
を思い浮かべ、獲得に向けて行動する人が多い気がします。それ
も方法ですが、**本質的なスキルはすでに持っているものに潜んで
いる可能性**もあります。

　アスリートの中には運動センスの問題で、初めて教わることを
模範レベルで再現するのに時間がかかる人もいます。一見デメリ
ットに思えますが、感覚的にすぐに再現できる選手がたどること
のない思考を頭の中でめぐらせるので、習得までの言語化（説明
力）に長けることがあります。理解しながら少しずつ進んでいく
強みは、後の指導者としての可能性にも繋がります。つまり、ス
キルだと思っていないこともスキルになる場合があるのです。

　わかりやすいスキルがないからといって「自分にはスキルがな
い」と決めつける必要はありません。**意外なことが新たなスキル**

の芽になることもあるので、自分の特徴をしっかりと受け入れて
おくことが肝要です。

現場MEMO

継続するスキル

　多くのトップアスリートが備えている本質的なスキルの１
つに、「継続する力」があります。「どうしてこんなに長く、
この道一筋で続けてこられたんですか？」と何人ものアスリ
ートに尋ねてきましたが、返ってくる答えはほぼ同じでした。
それは、**「好きなことだったから」**。何事も続けるのには、そ
れを始めた初期の頃が一番大変なものですが、「好き」とい
う感情は、不安定な時期を乗り越えさせ、続けたいと思わせ
る大きな力があるのでしょう。

　でも、誰もが好きなことに取り組めているわけではないと
も思います。「好き」の次に継続の力となってくれるものは、
「嫌いではない」ことです。好きではないが嫌いでもないも
のは、**続けていくことで好きに変化していく**ことがあります。
これは、触れる回数が多いほど親しみがわくというアメリカ
の心理学者ロバート・ザイオンスが提唱した「ザイオンス効
果」と呼ばれるもので、マーケティングにも頻繁に応用され
る考えです。嫌いでなければとりあえず続けてみることでよ
い面が見つかったり、それまで気づかなかったメリットが見
つかることもあります。すぐに決断しないことが功を奏すこ
ともあるでしょう。

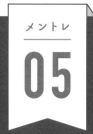
100%の考え方

「100」は何でできている?

　誰でもいつも100%の力を発揮したいと願うもの。でも、100%とは何の100%でしょうか。過去最高点の自分を100%と位置づけ、同じような日を少しでも増やそうとするのはちょっと息苦しく感じそうです。

　日本を代表する体操選手の内村航平さんは、あるインタビューで「(朝)目覚めてから試合が終わるまで、全部思い通りにいったのは2011年の世界選手権だけ。その後は再現したくても、そんな日は一度もなかった」と話しています。長きにわたって、世界の頂点に立ち続けたトップアスリートでさえ、思い描いた自分になれる日はほとんどないのです。

　実現しづらい理想を追いかけていく日々はストレスとプレッシャーにあふれます。過去最高の自分ではなく、異なる視点の100%は何かを見ていきましょう。

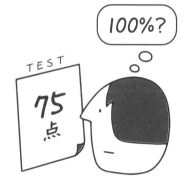

トップアスリートの心得

条件に合わせて目盛りを変える

　人は調子がよい日も悪い日もあります。その要因は、生活習慣や健康管理のようにコントロールできるものもあれば、気候や天候、設備、心身のバイオリズムなどコントロールしにくいものもあります。試合に出場するアスリートは自分で環境や条件が選べるわけではなく、コントロールできない領域を抱えながらの戦いになります。開催場所によっては、苦手なメーカーの床や器具（体操）、畳（柔道）、サーフェイス（テニス）、違和感を感じる傾斜のマウンド（野球）で戦うこともありますが、それでも勝利のためには全力を尽くさなければなりません。好条件が揃わなければ100％の力を発揮するのは難しい……、でも好条件が揃うことはほとんどない、というのが現実的な認識です。

　そうしたときに効果的なのは**自己評価の目盛りを変える**ことです。過去最高点の目盛りは忘れ、今日の条件においての最高値を発揮するべく、相対的に目盛りの基準を落とします。実況中継の解説者が「調子が悪いなりにうまくまとめている」というのを聞いたことはありませんか？　それはまさに、選手が自分の目盛りを変えて挑んでいるときです。

80％で通用する準備

　100％を出し尽くせば、その反動で疲労も大きく、回復に時間がかかることもあります。そのためアスリートには「本番では80％の力」という考え方もあります。80％でも十分に戦って勝てるように、日々の練習でその準備をしていきます。**80％でいいと**

考えれば20％のミスを許容する気持ちが生まれ、プレッシャーが抑えられて平常心を保てます。「練習は試合のつもりで、試合は練習のつもりで」という言葉もこの考え方を表しています。さらには80％の意識が100％を引き出すこともあります。ラケットやバット、クラブなどのスイングでは、100％の力を込めて振るよりも、少し力を抜いて振ったほうが関節や筋肉が柔らかく稼働し、ヘッドスピードが最大化します。80％によって100％の結果を生み出すよい例です。

 つまずきポイント

完璧主義は危険

いつでも100％を追い求めるのは完璧主義です。「まだできる」と考え、先へ進むことができません。自分が不十分で欠落していると思うと、必要以上にメンタルを追い詰めます。また、**頑張りすぎない他者が許せず、周囲の失敗に怒りを覚えると、孤立する**ことになりかねません。

スポーツの世界にも孤高の天才と呼ばれる完璧主義の成功者はいますが稀有な例です。完璧主義を貫くことで自分や周囲を責めて苦しみ、道半ばで選手生活を終えることも少なくありません。

現場MEMO

チームマネジメントと100％

長谷川寿さんは2011年から2016年まで、Honda硬式野球

Part
4
考える力をつける
メンタルトレーニング

部監督を務め、2015年には日本選手権準優勝や、都市対抗出場5回、5人のプロ入り選手を輩出するなどした名将です。ここでは、以前に対談した長谷川さんの言葉を紹介します。

「社会人野球でベンチ入りできる人数は25人。その日の試合で25人全員の実力の100％＝2500％があるかといえば、それはあり得ない。50％しか準備できなかった選手もいれば、90％を持ってくる選手もいる。総じて、全選手の実力の70％くらいでベンチは構成される。試合が始まってからも同じ。ある場面で起用すれば今日の持てる力を発揮してくれるけれど、異なる場面で起用すれば、半分の実力も発揮できないこともある。選手には決して100％を求めない。コンディションを無視して無理やりやらせても、無理なものは無理。それを理解しないで采配すれば、選手起用は大失敗し、試合に勝つことはできない。」

　長谷川さんの言葉は今も忘れられません。チームという人間の集まりにおいて、**全員が100％を発揮する前提の、期待ばかりのマネジメントは行うべきではなく**、トップの指導者たちは実際にそんなマネジメントはしていないということがよくわかるお話でした。

「諦める」を含んだ100%

その日の調子や環境によって100％の目盛りを変えることが最初から自然とできる選手はほとんどいません。学習して身につくものでもなく、個人差はありますが、経験を積むなかで意識づけされていくことが多いようです。そうした意識づけへの背景には故障（ケガ）への懸念があります。

調子が悪いのに前日と同じ練習をすれば、無理をしたことで致命的なケガに繋がることがあります。そのため、調子が悪いときには練習メニューを変更するか、練習をしない選択が重要です。これはある種の「自分を諦める能力」、言い換えれば「賢く計算したうえで妥協点を見いだす能力」といえるかもしれません。でも、当然ながら、判断にはつらい葛藤があります。

いよいよ来週が大会の最終予選だというタイミングでコンディションが落ちてきた場合、ハードな練習で強気に追い込みたいのはやまやまですが、その追い込みがケガを誘発し、大会出場さえ危ぶまれるかもしれません。深刻なケガであれば、完治に数年かかる事態になる可能性もあります。

ですので、アスリートが目指す「100％」には「練習を諦める」ことまで含まれます。仮に最後の1週間は何もしなくても何とかなる、そう思えるまで自分は十分にやってきた、と現状に合わせたマインドセットをしていくのです。

思考の癖に気づく

偏りがもたらす不利益

　キーボードのタイピングは得意ですか？　私は苦手で、あまり速く打てません。キーボードをタイピングするときの手や指の使い方に染み付いてしまった癖があるからだと思います。

　体の使い方に癖があるように、思考にも癖があります。それを「認知バイアス」といいます。認知バイアスは、これまでの環境や経験、置かれた状況によって無意識のうちに学んだ偏った見方や考え方のことです。世界中の心理の研究者から200種類以上のパターンが報告されているそうです。

　思考の偏りは非効率や自分への何らかの悪い影響を与えていることもあります。人は癖を完全になくすことはできませんが、自分の思考の癖がわかっていれば、意識的に見え方や感じ方を見直すことはできるようになります。

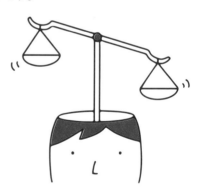

トップアスリートの心得

2種の道具は癖なく使う

　アスリートは競技で何らかの道具を使います。スキージャンプであればスキー板やウエアが道具です。練習でのみ使う道具もあります。また、道具と同じように、いわゆる「考えるための道具」も使います。メンタルタフネス、ポジティブシンキング、構造化思考、RED2BLUE、目標設定などです。

　どちらも癖なく使いこなすことがコツです。**癖なく使うには、その道具が備えた特徴や性質を利用し、道具の力を最大限に発揮**させます。それは最適なものを最適な場面で使うということです。

認知バイアスへの意識

　認知バイアスの研修で、プロ野球選手に問いかけることがあります。「打球が前進守備の外野手の頭上を越え、外野フェンスまで転がっていくとき、なぜグローブを手にはめたままボールを追って走るのか？」グローブはボールを捕球しやすくする道具ですが、速く走るには片手に大きなグローブをつけないほうがいいはずです。ただ転がっていくボールに追いつき、拾い上げ、返球するのに、なぜグローブをつけ続けるのでしょうか？　多くの選手は考えたこともないために答えに窮しますが、それは「集団同調性バイアス（多くの人が賛成してることは正しい）」という認知バイアスです。グローブを外したことで0.1秒早く返球すれば、足の速い選手が約75cm進む距離に相当し、クロスプレーのタイミングでは大きな差となります。しかし、そんなプレーを見たことはありません。

実際には野球のルールでグローブは外さないことになっているのですが、ここで**やはり問題なのは「考えたこともなかった、みんながそうしているから」**です。認知バイアスが自分の頭のなかにも存在し、勝敗を決する75cmに影響するかもしれないのに、一度も考えたこともないのはなぜか。自ら問いかけ、考える習慣があるかはさまざまな場面で浮き彫りになります。

 つまずきポイント

第一印象に引きずられる

第一印象で印象的な特徴があると、**それに引きずられて全体的な評価をしてしまう**ことを「ハロー効果」いいます。これも認知バイアスの１つです。第一印象がよければいい人だと思う、英語が堪能ならグローバルな視野を備えていると思う、スポーツ経験が豊富なら快活でリーダーシップがあると思う、などです。

一方で、人が見せる一面はその人のすべてではありません。職場や学校という公共性のある場では、常識や配慮、遠慮をまとった姿を見せていることもあります。初期の強い印象で決めつけることなく、Part3で紹介した方法で他者理解を進めましょう。

癖を意識しすぎる

思考の癖に限らず、行動の癖も意識しすぎはかえってよくありません。例えば人前で話すときに、やたらと「えー」と言ったり、メモや画面を見すぎて聴衆へ目を向けないことはありませんか？私は「ちょっと」という言葉を多用する癖があります。本当は直したいのですが、直そうと意識しすぎると進行が疎かになって言

葉が出てこなかったり、頭が真っ白になって汗が吹き出したりします。癖を矯正しようとやりすぎると、全体のバランスを崩して自信を失うことになりかねません。**本番や直前の準備段階で癖を意識するのは要注意**です。やるべきことに没入し、終了後に周囲からフィードバックをもらうのがいいでしょう。

現場MEMO

思考の癖を解きほぐすトレーニング

　ある競技のトップチームは「思考の癖を解きほぐすトレーニング」を導入しています。これは、自らも選手として活躍し、引退後は大手人材系企業を経てキャリアコンサルタントとして活動する坂田賢二氏の協力を得て、開発されました。このトレーニングでは、「頭（脳）で使う考具（考えるための道具)」の重要性をアスリートに強く意識してもらいます。そして、**「道具や考具を完全に使いこなすことを阻害するものが、癖である」**と学びます。それはつまり、「脳が考具を使いこなすことを邪魔するものは、思考の癖（認知バイアス）である」ということです。

　また、認知バイアスの影響を低減するための研究も進んでいます。東京農工大学大学院の瀧山健准教授や太田啓示研究員の研究チームは、特に弱い相手との対戦によって、認知バイアスの影響を下げ、個々人の運動能力に適した最適な運動戦略を導くことが可能になることを研究成果として発表しています。

07 プランBを持つ

焦らないのは策が尽きていないから

　あらかじめ用意したり想定した計画が使えなくなったとき、代わりに実行する計画を「プランB」といいます。例えば、前日にいつも通り就寝し、翌朝起きて問題なく出社できる確率は高いわけですが、ある朝、急に喉に痛みを感じたとします。その日の予定を変更せざるをえないとき、新たな案がプランBです。朝の急な予定変更は慌てそうなものですが、もし事前に想定していれば、少しは落ち着いて対応できそうです。

　このようにプランBは単なる代替策ではなく、気持ちに余裕をもたらします。世の中に「絶対」はなく、大抵のことはよくても十中八九、ときに五分五分、幾度かは一か八ということもあります。プランBを持っていると気持ちに少しばかりの余裕が生まれ、いつでも冷静に判断することができるでしょう。

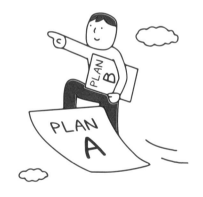

複雑な条件には準備する

　氷上でストーンを滑らせて競う冬のスポーツのカーリング。カーリング選手はマイクを着けて競技を行うため、テレビなどで観戦する視聴者は試合中の選手たちの会話を聞くことができます。その会話の中で、「Bで行く」という言葉を耳にすることがあります。これがプランBです。

　ストーンにはそれぞれに癖があります。氷も刻一刻と溶けたり、削れたり、固まったりを繰り返します。また、選手のわずかな気持ちの揺れによって投げる角度や強さがずれることもあります。常に変化し続ける環境で、体格もコンディションも異なる4人の選手がプレーをする競技なので、その複雑性への対策は重要です。めったに起こらないことが起きたときは、どうするか？　**複数のプランを持っておくことで、複雑で変化の速い状況も落ち着いて対処**できるようにしています。

事前イメージだけでもいい

　プランAもBも必要となると、PDCAでいうところの「P（Plan：計画）」を2つ用意するのは大変そうですよね。でも、**綿密に練られたものは不要**で、イメージだけでも効果はあります。

　陸上の中距離走や長距離走は、レース展開によって選手が取るべき戦略が大きく変化しがちです。そのため選手は複数のプランを携えてレースに臨みます。仮にプランAが「今日のレースはライバルのE選手が突出して速い。レース前半、自分は体力温存で第1集団の3〜4番手を走り、ラスト1周で2位をねらう」だ

ったとします。それなのにレースが始まるとE選手は不調で、他の選手たちがレースをかき乱し、自分は不本意ながら集団の先頭を走ることになってしまった、ということもあります。でも、あらかじめプランBのイメージを持っておけば、急に追い詰められる必要はありません。その後、さらに状況が変わるかもしれませんが、冷静さを保てれば、レースをしっかりと観察し、新たな対処法を見出すこともできます。ちなみに、コーチと選手は事前にプランを複数検討しつつ、コーチは「最後は考えすぎるな、流れに乗れ」という言葉で送り出すことが多いようです。プランBは余裕を生み出すものであって、それに固執しては本末転倒です。

 つまずきポイント

プランAに酔いしれる

プランBを持たない一番の理由は、プランAを見つけたときに**「最高のプランを見つけた！」と喜んで、他の策を探さない**からだと思います。これはプランBを持つことを意識していない人が陥りがちです。でも、どんなに天才であっても、最初に思いついた策が最高の策なんてことはないです。1分の1が勝利の方程式ということはあり得ません。そもそも、プランAを出してからプランBを出すわけではありません。**複数のプランを出し切ったうえで、それらを比較・検討し**、最善のものと次善のものを選び出します。まずは複数の案を出し、何か忘れていることはないか、思い違いはないかをチェックしましょう。まばゆいプランが思いたときほど要注意。それに目がくらんで見落とすことがないようにしたいものです。

いつも心にプランBを

　サーシャ・バインさんはテニスの大坂なおみ選手のコーチを務めたこともある方です。大坂選手は試合中に感情をコントールすることが難しかった時期もありましたが、バインさんに学んだことでメンタル面でも大きく成長したといわれます。そのバインさんの著書『心を強くする「世界一のメンタル」50のルール』（飛鳥新社、2019年）では、プランBの重要性を説いています。

　サーシャさんは「プランAは誰でも用意している。でも、あなたはプランB、プランC、場合によってはプランDまで用意しているだろうか？」と問いかけ、「プランBに切り替えるときは癪だと思うだろうし、相当な決断力を要する」と述べています。そして「環境に応じて臨機応変に変えていくと結果に繋がりやすく、マインドセットも柔軟になる。逆に**安易な習慣を繰り返していると、成長すら望めない**」と結んでいます。

　プランBを持つことは決して逃げではありません。不確実性にあふれ、先の見通しの立ちにくい現代において、プランBはますます重要になると思います。余計な不安やストレスを避けるためにも、さまざまなことにプランBを意識するといいでしょう。

Part
4
考える力をつけるメンタルトレーニング

メントレ

08 俯瞰と集中を使い分ける

全体も部分も見逃さない

　「観の目と見の目」を知っていますか。宮本武蔵が記したとされる『五輪書』に出てくる言葉で、「かんのめ・けんのめ」と読みます。観の目は全体を「俯瞰して見る」ことを、見の目は部分を「集中して見る」ことを意味します。

　集中してある部分を見ることに対して、俯瞰は全体を大括りに捉えます。「自分の目から見た世界」から離れ、テレビ中継のカメラや、空を飛ぶ鳥になったつもりで全体をつかむイメージです。

　人は何かを考えるときに俯瞰と集中のどちらかに偏りがちなのですが、偏りやすいのは集中です。集中が過ぎると、ついつい小さなことが気になって周りが見えなくなります。急な出来事に対応したり、周囲とスムーズなコミュニケーションを取るためには

バランスよく全体（像）がわかっていることも大切です。

　日常的に俯瞰と集中の両方を意識できるのが理想ですが、難しいときは、俯瞰と集中を行ったり来たりすることから始めてみましょう。

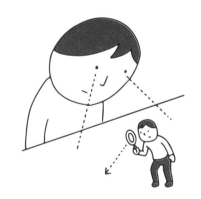

俯瞰の効果

　野球のバッターは、俯瞰しながら相手のピッチャーを見るといいます。というのはピッチャーの投げるボールを凝視すると、途中でボールを見失ってしまうからだそうです。ボール全体をふわっと捉え、ボールだけでなくその周囲を含めた広い範囲を見ようとすると、最後まで目で追うことができます。これは、俯瞰によって「わからない」を減らせることがいい効果をもたらすからだと思います。ボールがどんなスピードでくるのか、変化球かストレートか、凝視すると瞬間的にわからなくなり、慌ててしまいます。**全体を捉えて「わかる」ことを増やす**ほうが、落ち着いてプレーできるのだと思います。

　また、俯瞰には体に緩みを生じさせる効果もあります。体が緩んでリラックスしたら、今度は集中に切り替えます。ピッチャーが投げるボールの出どころを見極め、描いた通りのスイングを作り出すには、次は集中が必要なのです。ただし、完全な集中状態ではなく俯瞰の意識は残します。俯瞰も残しておかないと変化球に対応できないためです。このように優れたアスリートは俯瞰と集中を自在に操ります。

切り替えの練習

　私がコーチングを学んだときに言われたのは「人気のカフェなど、騒がしい場所でコーチングの練習をしよう」というものでした。相手の声や息遣いに集中し、ガヤガヤとしたノイズを自分のなかで消すことで、周囲の音が気にならなくなります。人混みで

相手の一挙手一投足がわかるようになる訓練なのですが、その後には周囲で起きていることも少し幅広に捉えます。この2つを交互に行うことは、切り替えの練習にいいと思います。

　アスリートの場合は、文字通り、**視点の切り替えが重要**です。テニスの選手は試合中に集中が足りていないと思うと、ラケットのガット（ラケットに張る弦）を見ます。ガットの交差する点など小さな部分に意識を集中させるのです。反対に、集中し過ぎて自分を落ち着かせたいときには空や遠くの景色を見ます。このように視点を明確に切り替えることで、俯瞰と集中を自分でコントロールして行ったり来たりできるようになります。

 つまずきポイント

俯瞰が目的化する

　俯瞰のメリットは、ものごとを立体的に捉えることで「わからない」を減らし、最終的に不安やストレスも減らせることです。ですので、俯瞰することが目的化してしまっては逆効果です。

　俯瞰すると見え方の抽象度は高くなりますので、それは「ぼんやり」と見えてくるともいえます。しかし、抽象度が高くなりすぎると、**結果的に見ているものがよくわからなくなってきて、哲**学的な思考になっていくこともあります。それ自体が悪いわけではありませんが、目の前の課題を解決するときには、俯瞰と集中の意識的な使い分けが必要です。

重視される俯瞰の力

　東京ヤクルトスワローズや東北楽天ゴールデンイーグルスなどの監督を務めた野村克也さんは、日本の野球の基本は「将棋」だと語りました。将棋は目先の手だけでなく、その先の相手の手を考えなければ勝てないのであって、こうした戦術の読み合いこそがおもしろさに繋がっているというのです（週刊ポスト2012年11月9日号）。先の手の読み合いには**全体の状況を的確に捉えた俯瞰の力**が必要です。類稀なる実績を残された野村さんらしいお話だと思います。

　また、サッカー元日本代表選手の遠藤保仁さんは、俯瞰力を高めるには目を使って情報収集をすることが大事だとしています。日頃から自分の視界を広く持つように心がけ、特に**視界の端にギリギリ捉えることができる**情報を、（その方向に顔や目線を向けることなく）できるだけ詳細に掴むようにしてみるのがよいそうです（『「一瞬で決断できる」シンプル思考』、KADOKAWA、2017年）。

ゆとりと見通し

考える質を高めたい

　先々までのことを冷静に考えるときは、まずは心に「ゆとり」を持って取り組みたいものです。心にゆとりをもたらすには、時間的、経済的な余裕があること、目標や計画とのギャップが現実的で大き過ぎないことなどが挙げられます。ゆとりがないと、人間は反射的に「これください」「これやります」と見境なく何かで埋めようとしてしまい、冷静に判断できないこともあります。

　また、ムダなく効率的にものごとを考えるには「見通し」があることも大切です。見通しは目標や目的とは異なり、「このまま時間が過ぎていくと、半年先や1年先はどうなりそうか」というある程度の予測です。見通しがあれば、近い将来にどんなことを行えばいいのかがイメージできます。

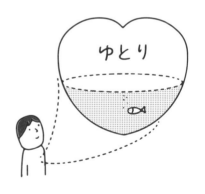

　では、ゆとりを持ち、見通しを立てるための具体的な方法を見ていきましょう。

ガントチャート思考を持つ

　プロジェクトなどの工程管理に用いられる表に「ガントチャート」があります。ガントチャートは縦軸に担当/作業メンバーや作業内容を記し、横軸は時間軸になります。現時点の進捗や目標達成の時期、その間にやるべきタスクが記載されて状況が一目でよくわかるため、ビジネスの世界でも重宝されています。

　このガントチャートはアスリートにとっても非常に有効なツールになります。特に**実行順序が明確にわかる**のが利点です。アスリートのなかには、自分の現状と目標の高さ、達成までの時間の関係が残念ながら破綻していることがあります。例えば、あるレベルまで体をつくっておかないとこれから始まる集中合宿に耐えられないというのに、時間がどれだけ足りないかが自覚できていないのです。こうしたときにはガントチャートで計画を立て、やるべきこと、解決すべきことの順序を決めます。**課題を整理して見える化すると、進捗具合が簡単に把握できる**ようになります。「努力と工夫で何とかなりそう」という見通しが生まれれば、それが心のゆとりも生みます。

セカンドキャリアは怖くない

　最近のアスリートたちは、現役時代からセカンドキャリアについても考えることが推奨されるようになりました。私自身は、アスリートが現役選手のうちからセカンドキャリアに目を向けて時間を割く必要はないと思っていますが、選手として活躍できる時間は長くないのも現実です。

ただ、本当に現役選手のうちから不安を感じたり心配する必要があるでしょうか？　選手として成功すれば、タレントやコメンテーターになる道も拓けます。チーム職員や学校機関の競技指導者になることもできます。30歳前後でのキャリアチェンジであればいくらでも収入を得る仕事はあるので、過剰に心配する必要はありません。アスリートとして成功しないと、その後の人生は真っ暗闇だという**誤った見通しは心のゆとりを潰します**。結果として現役生活の足を引っ張るのは好ましくありません。よりよいパフォーマンスのためには、わからない未来を怖がり過ぎないでほしいと願っています。

 つまずきポイント

「人生がかかっている」という暗示

　オリンピックの場合、「4年で結果を出さないといけない」と考えがちですが、実際には大会の約1年前くらいまでにはある程度仕上げておく必要があります。選考は本番の半年から1年前に始まります。国際大会の成績も選考の判断材料になることが多いので、気が抜けない時期が続きます。オリンピックまでの4年間のうち、半年から1年単位で、コンディションを仕上げたり休息したりを繰り返すことになります。

　けれども、気が抜けないからといって**自分に暗示をかけすぎては逆効果**です。「人生がかかっている」がポジティブに響くのであればいいですが、**緊張して心にゆとりがなくなる**のであれば、そんなことを考える必要はありません。こういうときには、意外と「俯瞰」ではなく「集中」（170ページ）がお勧めです。余計

な雑音は排除して、自分のやるべきことだけ考えるようにします。

ゆとり世代の活躍

　従来の詰め込み型教育の見直しとして、2002～2011年頃に実施されたのがいわゆる「ゆとり教育」です。生まれ年が1994（平成6）年前後はゆとり世代のど真ん中ですが、近年のスポーツ界を席巻してきた選手たち——羽生結弦選手、高木美帆選手、大谷翔平選手、桃田賢斗選手、渡邊雄太選手など——は、まさに1994年生まれです。一昔前のスポーツ界のスターはハングリー精神にあふれ、常に厳しい顔で近寄りがたいイメージがありました。でも、ゆとり世代のスターたちには余裕が感じられ、笑顔も多く、あまり切羽詰まった様子にならないように思います。ゆとり教育の影響があるかは別にして、これは新しい傾向です。

　若い選手に感じるのは**非常にロジカルに考えている**ことです。スポーツ科学的に正しいとされる情報に基づいて練習を選ぶので、当然、精神論は通じません。また「競技は自分の人生の一部」として捉え、学生であれば勉強もするし恋愛もします。競技者として練習に励み、自分を追い込み、世界の大会にも出場します。自分のなかに多様な面を持ち合わせ、練習以外の時間の過ごし方には個性が光ります。**自分のアイデンティティがスポーツだけにないので簡単に心が折れない**、そうした特徴は若い世代の強みだと思います。

常識を疑う

「それ、本当?」を口癖に

　私は仕事柄、さまざまな競技のさまざまなチームの合宿施設や練習拠点に赴きます。すると、食事メニューやスケジュールの組み方、ミーティングスペースの設置場所など、どのチームもそれぞれに工夫が凝らされていてまったく異なるのです。最初はかなり驚きました。私のなかに「スポーツチームはみんなだいたい同じだろう」「効率化を突き詰めれば、似たような答えにたどり着くだろう」という常識が存在していたのだと思います。

　物理学者のアルバート・アインシュタインは「常識とは18歳までに身につけた偏見のコレクションのことをいう」という言葉を残しています。自由な発想で考えようとしても知らずと常識にとらわれ、その先へ考えが及ばないことがあればもったいないことです。「なぜ?」「本当にそうなの?」と自分に問いかけながら思考の足かせを少しずつ外せば、自ずとあらゆる可能性は広がっていくと思います。

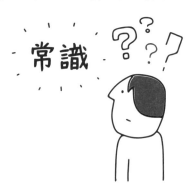

トップアスリートの心得

常識はいつでも変わる

　陸上長距離走を主戦場としていた大迫傑選手は、マラソンを本格的に始めてわずか４年で日本記録を２回更新したトップアスリートです。大迫選手が2017年のボストンマラソンへの出場を表明したのは大会２カ月前でした。当時の日本の常識では、マラソン大会には約半年の準備期間が必要とされていましたが、大迫選手はこの大会で見事３位に入り、常識を大きく覆しました。

　同じく陸上競技の田中希実選手は、2022年夏の世界選手権に中距離走800m・1500mと長距離走5000mに出場しました。それまでは「中距離と長距離は異なる準備をするので同時に挑戦しない」「両競技とも体力を激しく消耗するので一大会での同時出場は無理」というのが常識でした。

　２人の共通点は、すでに世界で新しい常識になりつつあった方法に目を向けたことです。日本では非常識とされていても、**常識や非常識は常に変化**していきます。自ら考え、選択できるアスリートのモデルケースだと思います。

「最初の１人」に怯えない

　前述のように、従来からの常識に従ってばかりでは大きなチャンスを逃すリスクがあります。「まだ誰もやっていないから」を理由に、何かにチャレンジしなかった経験はありませんか？　でも、「誰も」とはいったい誰のことでしょうか？　自分の周りの数人という、非常に狭い世界でのことはありませんか？

　実際のところ、世界中で本当に最初の１人になるようなことは

Part
4
考える力をつける
メンタルトレーニング

ほとんどなく、「最初の1人」だと感じるストレスや不安は、すでに世界中の数千人や数万人、もしかしたら数十万人や数百万人が通り過ぎたものである可能性のほうが高いのです。**「最初の1人」と思える挑戦が見つかったら、むしろチャンス**です。周囲の小さな常識を覆し、自分のできることをもっと増やしていきましょう。

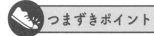 つまずきポイント

思考停止を招く勝手な常識

「常識」のカードを切れば周囲も同意しやすく、新たな説明や説得は不要なこともありますよね。常識を持ち込むと楽なことも少なくありません。でも、それでは**自ら考える力が弱まっていく**でしょう。常識がもたらす最大のリスクは、思考停止です。

あるチームの指導者から、次のような相談がありました。「最近の選手は、YouTubeで新しいトレーニング法や考え方を見つけてきては、すぐにそれを試したいと言う。あんなのは素人の思いつきでしかないから何の意味もないのに、どうやってそれに気づかせればいいですかね？」でも、本当にそうでしょうか？　現役世代のときにインターネットがなかった指導者からすれば、「インターネットの情報は信ぴょう性が低くて、取るに足らない情報ばかり」と思えたのかもしれませんが、それこそ思考停止です。「インターネットの情報だから」と決めつけてしまうのはよくありません。情報の出所を確認するのは重要ですが、その情報の内容を精査せずに評価を下すのはナンセンスです。勝手に自ら作り出してしまった常識が、世間の常識や評価とずれてしまうと「どうしてみんなはわからないのだろう？」と疑問や不満があふれてしま

います。自分の中の常識を疑い、**考えることは常に忘れない**ようにしましょう。

疑う力の高め方

　常識を疑う力を高めるには、**未知なるものを体験する**ことが効果的です。アスリート研修では、狂言師やマジシャン、研究者を講師としてお招きすることがあります。

　例えば、狂言師には能楽の体の使い方を教えてもらいます。日本古来から伝わる体幹の使い方や足さばきに触れるのは、多くのアスリートたちにとって初めての体験です。そうした新鮮な体験は、今まで当たり前だと思っていた自分の体の使い方にも特徴があることに気づかせてくれます。

　また、現役マジシャンのマジックのテクニックを見せてもらえば、指先の新たなトレーニング方法に気づくことができます。時間学の研究をする専門家には、人間が同じ時間を早いと感じたり遅いと感じたりする理由や脳のメカニズムについて講義をしてもらいます。

　このように**「それが常識だと思っていた」という自分の思考に気づく**には、未知なるものに触れてみるのが一番です。みなさんも、ときどき意識的に新しい体験を選び、自分の常識が凝り固まってはいないかを確かめてみましょう。

行動する
方法を学ぶ
メンタル
トレーニング

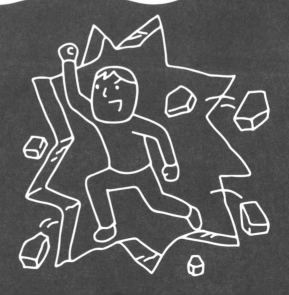

理由を求める

わかっているから次に進める

　野球のピッチャーは、ボールを握る側の手にケガをしないよう細心の注意を払います。ペンでもノートでも、落としたら利き手とは反対の手で拾え、と教え込まれる選手もいるそうです。同じ行動を取るにしても「何のためにやるのか」を理解してから始めることが大切です。

　ところで、私は「ストレスやメンタルの不安定さを軽減するには、さまざまな"わからない"を取り除くこと」が最善の方法だと考えています。これまでに「理解する（知る）」と「考える」について述べましたが、このPart5では「行動する」についてお伝えします。「行動する」を経て、さらに「知る-レベル2」→「考える-レベル2」→「行動する-レベル2」という、らせん状のサイクルを作っていけると、より深く知り、考え、行動できるようになります。その繰り返しによって、人はストレスやメンタルをコントロールできる力を高めていけると思うのです。

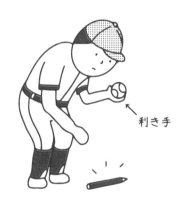

利き手

理由なきまま行動しない

前述の「ピッチャーはボールを握る側の手にケガをしないよう細心の注意を払っている」という行動の理由は、利き手を使ってケガをし、手指の微妙な感覚が狂ったら大変だからです。しかし、入団直後の若い選手に「なぜ利き手を使わないのか？」と聞くと、「コーチに言われたから」という答えが返ってきます。コーチに言われたことはすべて正しいのでしょうか？

アスリートであっても、すべての選手が最初から理由を理解して行動できているわけではありません。**自分がやっていることの理由を知る**ことは最初に身につけたい基本ステップです。

応用力をつける

アスリートの食事において、栄養士は「サラダから食べるように」などと細かくアドバイスをします。いきなり血糖値を上げないためですが、言われたからただやる選手と、なぜそれが必要なのかを栄養士に聞いたり、考えたりする選手がいます。同じように食べることには変わりませんが、後者のような**理由を探ろうとする選手には「応用力」が養われます**。1つの理由がわかると、「他の食材でもよいとされる食べ方があるのかな」と新たな疑問や好奇心が生まれやすくなるからです。こうした思考が次第にさまざまなことに用いられるようになると、プランB（166ページ）を考えられるようになっていきます。

また、**応用力は目標達成までの時間の効率化**にも寄与します。アスリートはトップ選手として活躍できる期間が非常に短い職業

です。サッカー選手が引退する平均年齢は25〜26歳、野球では28歳前後といわれますが、高校を卒業して18歳で入団したとすれば、10年以内には結果を出す必要があります。しかし、現実的には最初の3〜4年以内に結果を出さなければ、5年目以降の保証はありません。

厳しい世界で期間内に飛躍を果たすには、遠回りできません。理由を理解し、積極的に行動することで、目標までの最短距離を見つけていく必要があるのです。

 つまずきポイント

何とかなるだろう症候群

何かをやってみた結果、偶然にもうまくいってしまうことってありますよね。それがたまたま重なると、「次も何とかなるだろう」と思いたくなりますが、それは要注意です。**行き当たりばったりの行動が習慣化されると、理由を理解して行動することが疎かに**なります。理由に立ち戻るのは面倒だったり、時間がかかったりするので、その気持ちもわからなくはありません。でも、時間が限られている状況で偶然に頼るのは高いリスクとなります。

アスリートであれば、もし、自分と同じポジションに実力差のある日本代表選手がいたとしたら、どんな迂回路を見つけるべきですか？　日本代表選手レベルのライバルと、ずっとポジション争いをしていきますか？　勝算があれば別ですが、可能性が低いと思ったら次の方法を考えなければいけません。それができずにいると、いつまでも動くはずのない岩を押し続けることになってしまいます。

みなさんも、ずっと同じことをやり続けているのであれば、「な
ぜやっているのか？」という理由に立ち戻ってみるといいと思い
ます。自分で納得できる理由がすぐに思い浮かぶのであれば大丈
夫。もし理由を見失っていたら、その理由を満たす行動は他にあ
るのかもしれません。

現場MEMO

理由があれば思考も自動化する

　「靴下を履いている人と履いていない人がいますね。どち
らがいいではなく、あなたはなぜ履いているんですか？　履
いていない人はなぜ履いていないんですか？」——これは野
球の新人選手研修の初回で必ず問いかける質問です。

　「何のためにやっているのか」がわかって行動している選
手は、「体を冷やさないため」「室内で足の小指を打ちつけて
ケガをしないため」といったことを答えます。そうやって自
分の言葉で答えてくれるのであれば、**その先の思考を促す**こ
とは難しくありません。「小指のケガを防ぐのなら、厚手の
靴下の方がいいかな……？　靴下じゃなくてスリッパの方が
いいかもしれない」と、自ら進んで行動を改善していけるよ
うになります。**思考が自動化し、行動も進化**していくのです。

　また、あるプロスポーツチームの研修ルームでは、講師の
私が正面にいて、左右に長机が配置されています。そこで「な
ぜ、自分の右側に講師が見える位置に座っているんですか？」
と質問したこともあります。仮に、「利き手が右」で「利き

Part
5
行動する方法を学ぶ
メンタルトレーニング

187

目が左」だとすると、右側に講師を見る位置に座れば腕は左側に捻られ、顔は右側に捻られるため体のねじれが生じます。ねじれが悪いというわけではないですが、自分にとってはどこに座るのが最善かは考えてほしいのです。理由があれば、それを起点に考えは深まり、意味のある行動へと繋がります。

「いいからやれ！」でいいの？

スポーツでは競技を問わず、小学生ぐらいの時期から「いいから、これをやれ！」と指導されることが少なくありません。指導者が子どもに「なぜそれをやるのか」と考えさせず、思考を止めてしまっていると感じます。監督やコーチに言われた通りにやってきて、確かにうまくいく部分もあるでしょうが、問題はその後です。道が開けてプロになったとき、今度は本人の自主性や主体性が強く求められます。

しかし、プロの世界において、監督やコーチがするのは基本的にはサポートだけです。「いいからこうしろ！」と言ってくれる人がいなくなったとき、自分ではどうしていいかがわからなくなり、立ち止まってしまう選手も多く見かけます。考えることの習慣化が、成長や進化を推し進めます。子どものときからたくさん考えて、たくさん体を動かしてほしいと思います。

大切なことから
着手する

時間切れでは意味がない

　繰り返しになりますが、アスリートには限られた時間しかありません。そのなかで結果を出すには、まず、何から行動に移していくのかという優先順位を付けます。優先順位が定まったら、それがどんなに難しくても、苦手でも、苦しくても、やるべきことから手をつけます。これはどんな人にとっても簡単なことではなく、ついつい、やりやすいものや得意なことから始めてしまうものです。その気持ちもよくわ

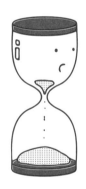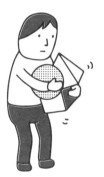

かります。でも、時間は有限です。やるべきことから取り組まないと、一番大切なときに時間切れとなってしまいます。

　ここでは、本当に大切なことから行動することについて見てきましょう。

 トップアスリートの心得

切り捨てる力で自分と戦う

　埼玉西武ライオンズの平良海馬選手は、野球に集中するためにゲーム機を捨てたということが記事になりました。ゲームに費や

していた時間がもったいないと感じたからだそうです。平良選手は学生時代から優秀なピッチャーでしたが、それに甘んじることなく、考える力を使って、**自分にとって大事ではないものを切り捨てる**行動をとったのです。

その後、彼はプロ野球選手としての実績を重ね、その地位を盤石なものとしています。素晴らしい成績を残すアスリートは、周囲から分析や研究をされます。それでも成績を維持できているということは現状維持ではなく、それを超える努力をしているのです。

限界値の問題もあります。学生のレベルでは、筋力を高めたり整えたりすれば能力はそれなりに上がっていきます。しかし、一流のアスリートともなると、もう筋肉は大幅には増えませんし、関節も今以上に極端に柔らかくはなりません。では、そこからどうやって勝ち続けていくのか？　あとは自分との戦いになっていきます。

 つまずきポイント

やりやすいことの誘惑に負ける

すぐに行動しようとするのはいいのですが、**結果的にやりたいことから手をつけてしまう**ことがあります。まずは着手の勢いをつくりたいという心境でしょうか。

有名な例え話があります。カップに小さな石を先に詰めてしまうと、後から大きな石を入れることはできません。しかし、先に大きな石を入れれば、その隙間に小さな石を入れることができます。さらに、そのまた隙間に砂を入れることもできます。しかも、

その砂を詰めた後に、水を入れることもできます。

　この話になぞらえれば、大きな石は大切なこと、小さな石はやりやすいことややりたいことです。小さな石を優先してしまうと、最初はどんどんはかどりますが、一番大切なものを得られません。大きな石をどうやって時間というカップに入れるのかは常に忘れないようにしましょう。

現場MEMO

セルフコーチングスキル（自己対話技術）

　そもそも「大切なものは何か」を見極めることが難しいときもあります。それに役立つプログラムとして、「7つの習慣セルフコーチング for Athlete」というものがあります。

　世界的ベストセラー『完訳 7つの習慣』（スティーブン・R・コヴィー著）を出版する FCE パブリッシングが、7つの習慣の実践スキルとして開発した「7つの習慣セルフコーチング」というプログラムのアスリート向けバージョンで、私たちの会社が協力したプログラムです。プログラムのねらいは**セルフコーチングスキル（自己対話技術）を身につける**ことです。東京ヤクルトスワローズが日本で初めてこのプログラムを導入しました。

　研修では、「今後の選手人生をよりよくするために、自分がやっておくべきことは何ですか？」と問いかけます。投資となる行動、健康維持・向上、メンタルケア、家族や大切な人と過ごす時間、自分自身の将来など、カテゴリーに分けて

それぞれ自分にとって大切なことを考えます。**自分と対話を
して考えておかないと、いざというときに大切なものがわか
らない**ことになりかねません。ですから、自分自身に問いか
ける時間をつくります。

　前述の『完訳 ７つの習慣』には、こんなことが書かれて
います。

「あなたの人生は周りの状況が決めるのではなく、自分の選
択・決断の結果によってつくられていくのです。」

　人生とは選択の連続です。今ある自分の人生は、自分の選
択でつくられたものです。満足していますか？　何かを見逃
していることはありませんか？　ときどき立ち止まって自分
に向き合ってみると、次に取りたい行動が見えてくると思い
ます。

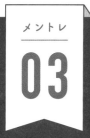

メントレ

03 ベイビーステップを踏む

困難は小さく刻んで乗り越える

　高い目標を掲げたとき、そこへたどる道のりにワクワクしますか？　まだまだ先は遠いと、投げ出したくなったり、諦めたくなったりすることもありますよね。オリンピックで金メダルを獲得するようなトップアスリートでも、すぐに目標達成できるわけではありません。そこに至るまでには苦しみながらも耐えて、前に歩みを進めていった時間があるでしょう。でも、アスリートも人間ですから、全員が強い意志と精神力を持ち合わせているわけではありません。意外と思われるかもしれませんが、むしろ一般の人とそんなに変わりません。違うことがあるとすれば、取り組み方の工夫です。ここでは、そんなアスリートの工夫について見ていきましょう。

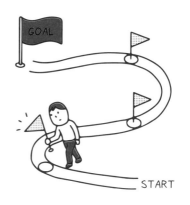

 トップアスリートの心得

ベイビーステップで段階を刻む

　「金メダルを取る」という高い目標があれば、まず行うべきは

金メダル獲得までの**ステップづくり**です。「全日本で２位以内に入る」「アジア大会で表彰台に乗る」「世界大会で入賞する」といった達成すべきステップを１つ１つ刻んでいき、最終的に「オリンピックで金メダルを取る」へ繋げます。当たり前のことのようですが、あまりに高い目標だけを掲げると、「そんなの無理だ」という否定の感情が芽生えやすくなります。そのため、**大きな目標へ到達するまでの小さな目標**をいくつも段階的につくります。「それならできるかも」と思えると、前向きに取り組む力がわきます。この一段一段をベイビーステップといい、文字通り「赤ちゃんの歩幅のような小さな歩み」という意味です。小さな歩幅で少しずつ、着実に進むのが大事なコツです。

ベイビーステップには幅もある

　ベイビーステップの幅は小さいほどよいとされます。実際にアスリートたちは、その幅を１週間から１カ月程度で設定します。**自分で成果や手応えを感じられる目安**がそれぐらいの期間なのでしょう。

　どの競技でも全日本の大会はおおよそ半年から１年に１度の開催ですが、その間をさら１週間から１カ月に分け、ステップ（段階）を設けます。例えば、ウェイト（体重）や筋肉量の目標であれば、設定する最短期間は１週間です。２〜３日間ではほぼ変化が現れないか誤差の可能性がありますが、１週間あれば変化の有無を確認できます。

　一般の人がベイビーステップを設定するときも、多くの場合は１週間から１カ月が適切だと思います。ビジネスの現場で「部署のリーダーに選ばれる」という目標を設定したとします。360度

評価を導入している企業であれば、実現するには部署メンバーとの関係が良好であることは重要です。そのために「毎朝必ず、自分から笑顔で挨拶して、積極的なコミュニケーションをはかる」というベイビーステップを設定するのも方法でしょう。笑顔の挨拶が定着して、周囲の人たちが「変わったね」と感じるには、やはり1週間は必要だと思います。手応えや効果がわかる期間を設定しましょう。

 つまずきポイント

ステップ幅が適切でない

ベイビーステップをつくったとしても、一段の幅が大き過ぎたり小さ過ぎたりすると、ベイビーステップの意味をなさなくなってしまいます。特に、**幅が広すぎると手応えを得るまでの期間が長くなり、ストレス**に繋がります。

ですので、真の目標達成まで5ステップでいけると思っても、その幅が大きいようであれば、さらに刻んで10ステップにする組み立て方とします。継続して取り組むには、できるだけストレスなく、勾配を少しずつ上がっていくほうがいいでしょう。

一方で、細かく刻みすぎるのもよくありません。刻みすぎによって小さな目標ばかりを設定すると、十分な手応えが感じられず、かえってモチベーションが低下します。「こんなにやってもなぜ変わらないんだ」というのもつらいですよね。すぐにできてしまうことまでに最小化するのでは意味がありません。

ステップ幅を決めつける

　調子がよいときには順調に進めていたステップも、不調なときにはうまく進まないこともあるでしょう。最初に設定した幅にこだわっていると、その期間では成果が得られずに苦しくなります。

　落ち込んでいたり苦しかったりするときには、限定的にステップを小さく刻み直します。調子が上がってきたら、もう少し大きいステップに刻み直します。Part4で述べた「条件に合わせて目盛りを変える」（158ページ）と考え方が似ていますが、目標までの道のりを刻むステップも**臨機応変に幅を変えていい**ことを忘れないでください。

周囲に流される

　寮生活をするアスリートは、周囲の意見に流されてしまうときがあります。ある研修で、身体を冷やさないためには靴下を履いたほうがいいと学んだアスリートがいました。体調管理のベイビーステップの1つとして、2週間靴下を履き続けることを決めましたが、その気持ちは寮に戻ったところでしぼんでしまいました。周囲の先輩から「研修を受けたら、とたんに靴下かよ！」と茶化されたのです。恥ずかしい気持ちが高まって履くのをやめてしまいました。前述のビジネスの例も同じです。自ら笑顔で挨拶し始めたことでよい反応もあれば、「急にどうしたんですか？　何だか気持ち悪いですよ」と、ネガティブな反応が返ってくることもあるでしょう。

　変化を起こせば、**周囲からはよくも悪くも反応**があるものです。決して悪い反応ばかりではないはずですが、記憶に残ってしまうのは悪い反応です。茶化されるのは愉快なことではないものの、

自分に必要だと思って始めたならば、そのベイビーステップはしっかり越えたいものですね。変化には必ずいろいろな反応が返ってきますので、むしろ反応が返ってくるぐらいのことに挑戦するのがちょうどいいと思います。

分解と具体化

　私が担当するアスリート研修でもベイビーステップを導入し、多くのアスリートに学んでもらっています。研修では、はじめに高い目標を掲げ、それを分解します。次に、分解した目標を2週間から1カ月で実践できる単位にさらに分解します。

　「○○○大会で自己ベスト記録を出す」という高い目標があれば、そのために分解される目標の1つは「スタミナをつける」です。次に「スタミナ」とは具体的に何を指すのか、どのような数値がどれほど変化したらスタミナがついたといえるのかと、各ステップの内容を明確にしていきます。もし「持久力をつける」というステップがあれば、「1500メートルを○分○秒で走る」という数値化や、「それを○本続けられるようになったら持久力がついたとみなせる」という具体化もあります。このように、分解とは**数値化や言語化によって、具体的にわかりやすくすること**。あいまいな言葉で分解しないことがポイントです。

大きなビジョンのときこそ

　私が元陸上選手の為末大さんと一緒に仕事をするに至るまでの話です。アスリートの学びに関わる仕事がしたいと思って起業したとき、真っ先に頭に浮かんだのが為末さんでした。私の実現したい仕事は為末さんの活動に重なる部分があると思ったのです。何とか為末さんの関係者の方に繋がり、面会の時間をいただけました。でも、こんな一足飛びで強引なやり方では、よい関係が生まれるはずもなく、為末さんもきっと「この人は何で自分に会いに来たんだろう？」と思われたことだったでしょう。

　私自身、「ただ会うだけでは意味あることをなせない」と自覚し、そこからは地道に１つずつ、アスリートの学びの機会やサービスを作り始めました。試行錯誤の続く数年でしたが、あるとき再び、為末さんにお会いできる機会がありました。

　そのときの私は、前回と明らかに違っていたと思います。積み重ねてきた実績を伝えると、為末さんも興味を示してくれました。多岐にわたるディスカッションが行え、いくつかのプロジェクトについては具体的な話が進みました。ちなみに２回目にお会いしたとき、為末さんは私と以前に会った記憶はありませんでした。

　大きなビジョンに向かうときは、大きなステップを踏んでしまいがちです。うまくいけばいいのですが、何かを見失っている気がしたらベイビーステップを思い出してください。

ルーティンを取り入れる

継続する力の獲得

「ルーティン（Routine）」と「習慣」は、辞書を引くと「繰り返されること、決められて行うこと」など、どちらも似たような定義が出てきます。でも、私は少し違うと捉えているので、アスリートに2つの言葉の違いを説明するときは、「意図や意思があるかないか」がポイントだとしています。

「習慣」の例はシャンプーです。私は、毎朝シャワーを浴びて髪を洗うのですが、ごく稀に、シャワーの途中で「ん？　もう髪を洗ったっけ？　これから洗うんだっけ？」とわからなくなるときがあります。これは意図や意思に関係なく、動作が機械的に習慣化してしまっているから思い出せなくなるのだと思うのです。

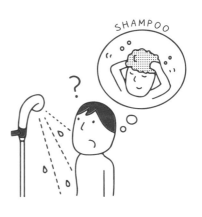

一方、「ルーティン」とは習慣にくっつけて何かをやっていくことだと考えています。ここでは、ルーティンの効果について見ていきましょう。

悔しさを忘れないルーティン

　ある若手のプロ野球選手は、「試合や練習を終えて帰宅したら、着替える前に、必ずその日の後悔や反省を紙に書く。それを玄関扉の内側に "明日の自分へのメッセージ" として貼る」と決めました。

　この選手は一晩寝ると前日の悔しさが激減してしまう性格でした。一晩でポジティブな状態に戻れるのはうらやましい気もしますが、悔しさをすぐに忘れてしまうので、翌日も同じ失敗を繰り返すことが多かったのです。そのため**改善のルーティン**を作り出しました。

　毎朝部屋を出るときに、前夜の自分のメッセージを見ては悔しさが思い出されます。「今日こそは、こんな気持ちになることなく帰ってくる！」と自分を奮い立たせるルーティン。玄関扉の内側に貼ったのもアイデアですね。必ず目にする場所ですから。習慣を利用した自分自身を改善する方法です。

習慣をトリガーにする

　ルーティンといっても、ちゃんと続けられるかが不安になることもあります。そういうときには**ルーティンを習慣と組み合わせる**のがお勧めです。

　前述の選手は、帰宅してドアを閉めて家に入るという行動（習慣）にルーティンを組み合わせています。一般的に考えられる例では「就寝前のスマホを閉じるときに、必ず英単語アプリを開いて単語を1つ覚える」というのもあるでしょう。

1日のなかに必ず何度かおとずれる「習慣」をトリガー（きっかけ）にして、自分にとって意味のある行動を組み込みます。ほとんどの人が習慣的な行動だけで終わっているところに、小さな意図や意志を加えて「習慣の力」を**「意識的に継続する力」に変えていく**のです。継続できるようになると自信や期待の気持ちが強化されて、ストレスの軽減にも効果があります。

 つまずきポイント

意図を忘れる

　前述の選手が扉に紙を貼るのは、「後悔や悔しさを忘れないため」という意図があります。ですから、この意図を忘れてとにかく紙を貼ってから寝るというのでは、**単に習慣という行動が増えている**にすぎません。

　ルーティンを作るときも、「何のためにそれをやるのか」の意識化が重要です。ルーティンには明確な意図や意志があるのです。

形だけを真似る

　2015年に開催されたラグビーワールドカップでは、五郎丸歩選手のキックをする直前に取るポーズが注目されました。両手を合わせて祈るような独特なポーズでしたが、あれは注目を引くパフォーマンスでもなければ、げん担ぎでもありません。「プレ・パフォーマンス・ルーティン」といって、**自分がベストな状態でプレーできるように今できることに集中**し、キックの成功率を上げるための動作プロセスの一部です。

　ですから、意図なく、ただ五郎丸選手のポーズだけを真似して

も同じ効果は得られません。アスリートはルーティンを持っている選手と持っていない選手がいますが、スポーツ心理学ではルーティンのある選手の方が成功体験が多いという研究もあります。

現場MEMO

ルーティンを持たない選択肢

　ルーティンを持たないことを選択をするアスリートもいます。フィギュアスケートの宇野昌磨選手や読売ジャイアンツの菅野智之選手は「自分はルーティンを持たない」とメディアに話をしています。持たない理由は「ルーティンがあると、もし行えない状況になったときのリスクが高まる」「変化に揺らがない自分よりも、どんな変化にも対応できる柔軟性のある自分でありたい」という考えのようです。

　私は、ルーティンがあったほうがメンタルの安定に効果的だと考えていますが、一方で、ルーティンを持たないアスリートの考え方に共感するところもあります。そこで私が提案しているのは、**ルーティンに不確定な要素を取り入れる**ことです。

　毎朝シリアルを食べるというルーティンがあったとしたら、「毎朝 "季節の果物を入れた" シリアルを食べる」とします。小さな不確定要素によって、ルーティンのデメリットとされる「固定的な思考になること」「変化を生じさせにくくなること」が回避できます。簡単な工夫ですので、みなさんもぜひ試してみてください。

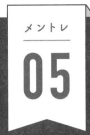
コーチの力を借りる

伴走者はいたほうがいい

　ここまで「行動が大事」「行動しよう」と述べてきましたが、どう頑張っても自分1人ではどうにもならないこともあると思います。1人で続けることが難しいときは、周囲の力を積極的に借りるしかありません。

　ところで、「コーチ」というと、どんな存在を思い浮かべますか？

　スポーツであれば競技技術を指導・助言する指導者、ビジネスであれば仕事のやり方を教えてくれる先輩や上司が、コーチのイメージかもしれませんね。では、自分が1人では走り切れないと感じたときは、どんなコーチに傍にいてほしいですか？　ここではコーチという存在とその役割から「コーチング」に焦点を当て、さらには自ら行う「セルフコーチング」について紹介します。

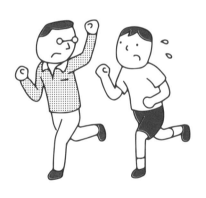

 トップアスリートの心得

自分のなかの誰かと対話する

　コーチングとは**「答えはその人のなかにある」**という考えのも

と、本人がそれを見つけ出し、自分の道を自ら進んでいけるように支援する関わりのことをいいます。ただ、コーチングを受けるといいとわかっていても、時間的、経済的に難しいことがあります。そんなときにお勧めしたいのが「セルフコーチング」です。セルフコーチングでは、自問自答ではなく、**自分のなかに「他者」を置いてその人と対話をする**ことで自分の気持ちや考え方に迫ります。セルフコーチングのやり方は、次のようなものです。

❶自分が耳を傾けられそうな「リアルな人物」を思い描く。その人が「どんなことを言うか」、ある程度は想像できる人を選ぶこと。正確な必要はなくイメージできればよい。「過去の自分」でもいい。

❷思い描いた人物に「自分の本音や気持ち、悩み、苦悩、喜び、こんなときはどうしたらいいか?」など、気になっていることを問いかけてみる。

　羽生結弦さんは2022年の北京オリンピックのフリー競技で4回転アクセルに挑戦した理由を「僕のなかにいた9歳の自分が"跳べ"と言った」と答えています。「9歳の自分」とは他人ではなく自分ではあるものの、今の自分とは別の存在です。自分のなかの「本心を語る自分」が顔を出した瞬間だったかもしれません。
　セルフコーチングでは「今の自分」以外であれば、誰と対話をしてもかまいません。イメージできる人物なら、有名人でも過去の知り合いでも、ビル・ゲイツでも徳川家康でもよいのです。
　私自身もネガティブなことが頭から消えずに気分が沈むときは、

尊敬しているかつての上司を自分のなかに置いて対話します。その上司に問いかけると、上司が上司らしい言葉で答えます。「上司らしいよなあ」と思うわけですが、**自問自答では出てこなかった気持ちが芽生え、行動の手がかりが浮かび上がり**、モヤモヤが消えるのです。セルフコーチングとは、自分以外の他者と想像のなかで対話することによって自分を客観視し、それまでは気づかなかった視点が見つかる手法です。

 つまずきポイント

堂々めぐり

　以上のように、セルフコーチングは自分を客観視することですが、セルフコーチングのつもりでも自問自答ではよい答えが得られないこともあります。堂々めぐりになるのは、**自分で作り上げた考えや想像から抜け出すことは簡単ではない**からです。

　そういうときは、今の自分や状況を「ファクト（事実）」と「ストーリー（物語）」に分けて考えます。「試合の朝。車で向かっていたら事故を起こしてしまい、間に合わないかも。選手人生は終わった。」ということがあったとします。ファクトは「試合の朝・車で向かっていたら事故を起こしてしまった」、ストーリーは「間に合わないかも。選手人生は終わった」です。このように自分が何かを考えたり思ったりするときには無意識にファクトとストーリーが混ざっていることが多いのです。ストーリーは自分が作り上げた物語で、事実ではありません。自分の心のなかのつぶやきはどんなファクトとストーリーでできていますか？　意外とストーリーが多めではないですか？　この2つを分けられると、より

冷静に考えられるようになります。

力を借りるのが下手

「力を借りることが上手な選手と、上手ではない選手はいますか？」と聞かれることがあります。はい、います。**上手な選手はコミュニケーション力が高い**選手です。コミュニケーションといっても、ちゃんと挨拶ができる、「ごめんなさい」や「ありがとうございます」が言えるなどの基本的なことです。1チームにコンディショニングコーチが3人いれば、担当すべき選手は50人前後ということもあり、コーチ3人が全員を均等にサポートできるわけではありません。コーチも人間ですのでコミュニケーションが取りやすい選手に対しては自然と手厚くなるものです。コミュニケーション下手で力を借りる機会を減らすのはもったいないことだと思います。

現場MEMO

日頃から自己対話の準備を

191ページで紹介した研修「7つの習慣セルフコーチング for Athlete」ではセルフコーチングも学びます。

まずは目標を書き出し、自己対話する人物を決めます。人物には自分でも他者でも、または複数人を設定することもできます。複数人が効果的なのは、自分が置かれるそのときどきの状況に応じて、**対話に適した相手が変化する可能性もある**からです。また、対話する人物のキャラクターも設定して

おきます。スランプのときや腹が立っているとき、迷いがあるとき、絶好調のとき、それぞれの状況で対話したい人物は異なってもかまいません。準備しておくことによって、急にどんな状況になってもすぐにセルフコーチングが行えるようになります。

他力本願になる質問

　コーチに「一軍のレギュラーになりたいです。どうしたらいいですか？」と漠然と聞く選手を見かけることがあります。でも自主性が重んじられるのがプロの世界。コーチの力を最大限に借りようとするのなら、せめて、どうなりたいかは自分で考えることです。「攻撃力がいまいちなので、守備力を伸ばそうと頑張っています。守備力で一軍に呼ばれるには、どうしたらいいですか？」と具体的に聞くことができれば、「今のきみなら〇〇を強化すれば一軍に行けるよ」という助言がもらえる可能性も高まります。

　一般的にも、何となくコーチングを受けて、漠然とした質問を投げかけても高い成果は期待できません。コーチングは他力本願ではありませんから、自らが積極的に考え、行動に移すことが大切です。やみくもに伴走者の力を借りられるわけではないのです。

言葉の力を借りる

発するときは注意する

　Part5のメインテーマは「行動によって知る」ですが、ここでは同じアクションながら、言葉を発することについて考えてみます。

　社会心理学者ダニエル・ウェグナーによる「シロクマ実験」の話を聞いたことはありますか？　この実験では、グループごとに「シロクマのことを考えておいてください」と「シロクマのことだけは考えないでください」と異なるお願いをします。すると、シロクマのことを頻繁に考えてしまったのは後者のグループだったといいます。「○○○のことだけは考えるな」と言われると、確かにかえって気になりますよね。この実験から、言葉は人の行動や現象に強い影響をもたらすことがわかります。子どもに「廊下は走るな」と言うと、むしろ子どもは走りたくなる、というのも似ている話だと思います。

　アスリートも言葉の力を積極的に活用します。どのように効果を得ているのかを見てみましょう。

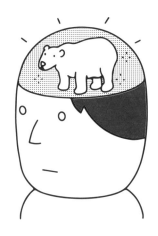

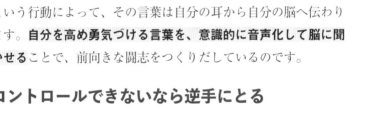

「脳へ伝わる言葉」は選ぶ

　サッカー元日本代表選手の槙野智章さんは、試合前に手のひらに向かって「俺ならできる、試合に勝つ、闘え、走れ、体を張れ、楽しめ……」という前向きな言葉を投げかけていたそうです。また、女子カーリングチームのロコ・ソラーレは、ミスをしても、苦しくても、笑顔で「大丈夫だよ」「ナイスー！」「思いっきりいこう！」とポジティブワードを発することで有名です。

　これらはまさに言葉の力を借りている例です。「言葉を発する」という行動によって、その言葉は自分の耳から自分の脳へ伝わります。**自分を高め勇気づける言葉を、意識的に音声化して脳に聞かせる**ことで、前向きな闘志をつくりだしているのです。

コントロールできないなら逆手にとる

　前述のウェグナーがシロクマ実験を行って提唱したのが皮肉過程理論です。人は何かを考えないように努力すればするほど、かえってそのことが頭から離れなくなるというのですが、つまり、人は「考えない」ことをコントロールできません。ですから、言葉の力を借りるにはそれを逆手に用います。「考えない」ことはできませんから、**「考える」ことで乗り越えます**。それには、前向きな言葉で頭のなかをうめてしまうのが一番です。

　意識的に選びたいのは、①プラスの言葉や前向きな言葉、②「〜できない」ではなく「〜できる」と言い換えた言葉、の２種類です。口癖にしてしまうぐらいがちょうどいいかもしれません。

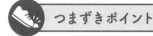

自分の言葉でさらに傷つく

真面目な人や内省型の人ほど、うまくいかないことがあったときに、思わず「失敗してしまった」「今日もできなかった」と否定的な言葉を発してしまうのではないでしょうか？　その気持ちもわからなくはないですが、言葉が脳に伝わると、**ネガティブな感情も一緒に伝わります**。うまくいかなかったストレスを増長させ、かえって自分の傷口を広げることもあります。

「失敗してしまった」なら「今日はこんなことを学べた」、「今日もできなかった」なら「明日はきっとできる」と言い換えます。「すみません」は「頑張ります」に、「やらなきゃいけない」は「やっちゃおうか」というのが上手な言い換え方です。

アスリートのなかには、「筋トレがきつかった」ではなく「筋肉が喜んでいる」という人や、失敗しても「もう１回やれるっていうことじゃん！」という人もいます。明るい言葉には周りのみんなも救われますから、ポジティブな雰囲気が伝播します。

現場MEMO

トップアスリートの言葉の力

サッカー元日本代表選手であり、指導者や解説者、実業家としても活躍している本田圭佑さんは、2014年のFIFAワールドカップブラジル大会の前に「自分たちのサッカーで、ワールドカップ優勝」と公言していました。日本チームの目標

はベスト8でしたが、本田さんは「優勝を目指す」と言ったのです。当時の世の中は、その言葉に対してネガティブな反応も少なくなかったと記憶しています。ファンであっても、「優勝なんてできっこない」と思っている節がありました。

　ところが、2022年のカタール大会では、堂安律選手も「ベスト8と言わず優勝を目指していいんじゃないか」と話しました。本田さん以外にも「優勝」を口にする選手が出てきたのは印象深いことでした。

　2014年の本田さんの言葉は、当時の日本サッカー協会や他の代表選手からすれば、現実的な目標にはならなかったかもしれません。でも当時、中学生や高校生だった未来の選手の卵たちはどうだったでしょうか。「そうか、日本のサッカーはワールドカップで優勝を目指しているんだ」と、本田さんの言葉が**ポジティブに届いていた**かもしれません。

　もちろんこれは私の推測ですが、この8年の間ずっと、本田さんの言葉は若い世代たちを勇気づけてきたのではないかと思います。

嘘をつかない

負のループにはまらない

Part1からPart5まで、主にアスリートの例を参考に、メンタルの整え方やつくり方について述べてきました。どの方法も効果がありますが、結局のところ、もっとも基本的で重要なことが2つあると考えています。1つめはここで、2つめはPart5のメントレ08でお伝えします。

1つめは、「自分に対しても、周りに対しても、どんなときにでも、正直でいること」です。あまりに当たり前だと感じるかもしれませんが、これができていない人は非常に多いのです。

正直でいるとは、言い換えれば、嘘をつかないということです。「嘘」というと、人をだますという強い意味もあれば、事実とは異なることを言ってしまうという意味もあります。相手のためだからといって「優しい嘘」という表現もありますね。

次ページから、正直でいることの重要性について見てみましょう。

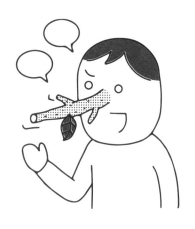

トップアスリートの心得

相反するものは抱えない

コーチがアスリートに「痛みはある？」と聞くと、一番多い返答は「明日も頑張ります！」「明日もやれます！」というものです。質問に対して、答えがかみあっていませんね。「痛くないです」は嘘になりますが、「頑張ります！」は完全に嘘ともいえないので、何となく前向きな返事でやり過ごしたいのでしょう。アスリートは自分の状態を正確に伝えるべきですが、「痛いのは今だけ」「一晩寝れば治るはず」と信じたい気持ちもわかります。

しかし、それは**「自分の中に2つの相反するものを抱える」という状態**です。そうした状態は不快感を生み出すとされ、専門的には認知的不協和といいます。認知的不協和は慢性的なストレスとなって、メンタルにダメージを与えます。

こうした状態が続くと、次に必要なのは「つじつま合わせ」や「言い訳」です。やがて「自己正当化」を行い、自分が被るダメージを低減させようとします。さらに厄介なのは、それが本質的な解決に向かわない逃避行動であることを、誰よりも自分の心の奥底が気づいていることです。ごまかせない感情はさらに深く刻み込まれてしまうので、嘘を積み重ねる「沼」にはまらないことが大切です。

嘘よりは「何も言わない」

嘘は1つでは終わりません。1つ嘘をつくと、それを**隠すために新たな嘘が必要**になります。そうして徐々に嘘が重なっていくと、たくさんの嘘を隠さなくてはならなくなります。そうなるぐ

らいなら、「何も言わない」ほうがいいでしょう。自分がダメージを受けたり、周囲の人からの信用を失ってしまうほうが余程、深刻です。

 つまずきポイント

嘘は犯罪にもなる

悪質な嘘は「偽計業務妨害（刑法 233 条）」の犯罪になることもあります。プロ野球の 2017 年シーズン中、あるデマ情報がSNS を中心に広まりました。投球しようとしているピッチャーの顔に、ライバルチームのファンがレーザーポインターを照射して妨害したというのです。結果、ファン同士による場外乱闘さながらの大炎上となりましたが、騒動を知った「被害者とされた選手本人」が翌日に否定したため、騒動は早期に収まりました。しかし、嘘の拡散は加害者側とされるチームの名誉を傷つけ、試合開催を困難にさせたとして罪に問われかねないものです。安易な嘘やその拡散は人生を大きく狂わせることがあります。

現場MEMO

隠さなければ、アスリートを守る

アスリートができるだけ隠しておきたいものの代表格はケガでしょう。周囲にケガをしていることがわかれば、レギュラーから外されたり、契約解除になったりするのではないかという恐怖心があるので、余計に正直に明かせないのです。

でも、ケガを隠しておけば症状を悪化させ、それこそ選手生命を失うことになりかねません。これはアスリート本人はもちろんのこと、チームにとっても損害です。アスリートはチームの文字通りの「財産」だからです。

　そのため、チームはアスリートが嘘をつかない仕組みづくりも熱心に行います。チームが懸念する嘘とは、ケガ、体の違和感、起こしてしまった事故や不祥事です。**どんなことも嘘をつかずに、チームや所属先のしかるべき人間にすぐに共有する**よう、指導が徹底されています。多くの場合、マネジャーと呼ばれる人がいるので、24時間365日、何かが起これば**アスリートはその人に連絡をします。その後はマネジャーとチームの助言に基づいて、適切な対応を取っていくことになります。

　言い換えれば、アスリート側に「隠す」という行為があればチームは守ってくれません。選手教育では、正直であればチームは必ずアスリートの味方になるということを伝えていきます。

　先が見通せない時代になったといわれます。目まぐるしい社会変化のなかで、実力主義や自己責任という声の下に、私たちは常に競争を求められています。さらには個性尊重の考え方も広まり、自分らしさの発揮を求められることも増えました。実力も成果も、自分らしさも……、現代人は求められるものが多いですね。すべてが簡単に実現できるのであればいいですが、なかなかそんなことにはなりません。多くを求められながら実現できない状態は苦しいので、ストレスを感じながら生きている人も多いのではないでしょうか？

　そうした世相もあってか、世の中の書籍やインターネットの情報も「すぐに解決できる方法」「とりあえず何とかする方法」を話題にすることが増えているように思います。それが悪いわけではありませんが、一時的には対処できても、本質的な解決にはなりません。本質的に解決するには、自分の実力を高めることによって現状を打破していくしかありません。ですから、本書の最後にお伝えしたいのは実力についてです。

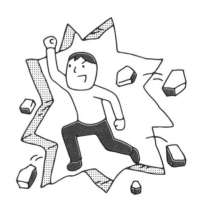

できなくなったら原点に戻る

　野球には「フォーム固め」というものがあります。打者が150キロの速球を打てなくなった場合、まずは緩いスピードのボールを打ち返す練習をします。緩いスピードによって余裕が生まれると、自分のフォームを丁寧に確認しながら打つことができます。大勢の観客が見守る試合で、速球に対処しなければいけない打者のプレッシャーははかり知れません。いつものボールが打てなくなったときは、自分のフォームとスイングを取り戻すために、**敢えて打ちやすいボールに戻る**のです。フォームやスイングの修正ができて自信が戻れば、プレッシャーの高い環境でも周囲に左右されずによいプレーをすることができます。これは実力を維持するための原点回帰です。

　ビジネスパーソンの原点回帰は何でしょうか？　私は某百貨店の食品売り場で働いていたことがあります。やがて商品開発の担当になると、売り場裏のオフィスで企画書を作る仕事が増えました。でもあるとき、お客さんが喜ぶ顔が思い浮かばなくなりました。パソコンでの情報収集は便利でしたが、それだけではわからなくなりました。お客さんに訴求する企画を作るには独りよがりな想像や思い込みを排除し、お客さんのリアルな気持ちを理解する必要があると気づくと、売り場に立って販売や接客をする時間も確保するようにしました。これは私にとっての原点回帰だったと思います。

　似たようなことは業界を問わずにあります。あるタクシー会社の社長さんが、数カ月に1回は自分自身でタクシードライバーと

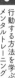

して乗務するという記事を読んだことがありますが、役職が変わっても顧客の声を自ら聞きに行くのは原点回帰そのものです。

　実力をつけようとすれば、すぐに思いつくのは「スキル（ステップ）アップ」が多いかもしれません。スキルアップが実力をつけるための車輪の1つだとすれば、**基本を忘れずに、忘れたときは思い出し、できることのレベルを落とさない「原点回帰」**はもう片方の車輪といえます。両輪が揃うことで確かな実力がついていくのだと思うのです。

古巣で向き合う

　オフシーズンになると、古巣の高校や大学へ練習に行くトップ選手たちも少なくありません。選手として多少有名になっている場合は母校へ恩返しをしたいという気持ちもありますが、多くは**古巣へ帰って原点に戻る**という目的があります。

　トップ選手というのは、どんなに成績がよかったとしても「今シーズンは最高だった。自分に満点をあげたい」という心境にはなれないものです。常に不安と隣り合わせで過ごしています。

　そんな選手たちは古巣へ戻ると、当時の練習や達成したかった目標、さまざまな感情を鮮やかに思い出します。当時と現在の自分では記録や成績も違うわけですが、現在のレベルにたどり着くまでに越えてきたいくつもの山を思い出すことができるのです。越えてきた山は今となっては見下ろせるほど低いでしょう。でも当時、苦しい日々に耐え、投げ出さずに自分を信じて続けてくることができたから、今があります。気持ちの面ではどうでしょう？

　今も当時のような気持ちで取り組めているか、それを確かめるには古巣に戻るのが一番です。こうして**過去の自分と向き合うこ**

とで、新たなシーズンで挑戦できる気持ちの準備を行います。

 つまずきポイント

時機を見誤る

Part2ではプロ野球の二軍選手が一軍に上がりたいときは、チームが必要としている力をつけるべきだと述べました。守備力が薄いチームであれば、守備力を高めることで一軍に上がる可能性が高くなるという例です。これはアスリートに限らず、ビジネスパーソンにもいえることです。

私も百貨店勤務時代に、求められていることを見誤る経験をしました。当時はインターネットが普及しつつある時期で、これからは対面販売だけでなく、インターネットを使った買い物が広まると思った私は、いち早くITコーディネーターという資格を取得しました。でも、当時の上司からの肯定的な反応はありませんでした。会社が当時の私に求めていたのは「もっと商品知識をつけて、目の前の赤字を脱する商品開発をせよ」ということだったのです。現在はオンラインショップも当たり前ですが、当時の社内の認識は「インターネットを通じた商品販売は半歩ならぬ一歩先の未来」でした。せっかく資格を取ったのにと、がっかりしましたね。**努力のベクトルを間違うと「実力がつく」ことに直結せず**、認めてもらえないばかりか、ネガティブな感情をもたらします。

真の実力は人間力

　スキルやパフォーマンスの実力とは、コンピューターに例えるならばアプリケーションです。スマホを便利に使いこなすために、ニーズに応じていくつものアプリを揃えるのと同じです。しかし、それらを**真に機能させていく**には質の高いOS（オペレーションシステム）が欠かせません。私たち人間にとってのOSは「人間力」です。

　元中日ドラゴンズの山本昌さんは、50歳57日での試合出場（NPB史上初）や29年間の実働年数という、アスリートとしてすばらしい記録を持っています。でも、山本さんがすばらしいのは競技における面だけではありません。グラウンドの中でも外でも非常にマナーがよく、それは現役時代も引退後も変わらないそうです。どんなときも記者やスタッフへの気遣いや心配りを忘れず、常に謙虚で感謝の気持ちを示すので、「破格の人間力」と称されています。

　山本さんが野球において実力を高めることができたのは、この人間力によるところが大きいと私は思います。身体能力や競技スキルに加えて、周囲との非常に良好な関係づくりや精神力が、かけがえのないものをもたらしたのではないでしょうか。真の実力を高めるには、表面的な力の強化にとどまることなく、人間力の向上に努めていきたいものです。

おわりに

　スポーツを見るのもやるのも大好きで、喜びも悲しみもスポーツを通じて経験し、育ててもらったという思いがありました。「起業するならスポーツに関係することを」という思いがあり、アスリート向けの座学研修プログラムの開発・提供を事業の柱にしてきました。起業当時は、身近な人たちや営業先のスポーツ競技団体の方々に「アスリートに座学研修なんて！」と一笑に付されました。でも、今では珍しいことではなくなったどころか、「座学研修はアスリートや指導者、スタッフに欠かせない」とすら言われるようになっています。この流れは止まらず、今後さらに大きなうねりとなって多くのスポーツの現場へ広がっていくでしょう。

　ところで、みなさんは「アスリート研修」がどのようなものかご存知でしょうか。端的にいえば、「アスリート（指導者・チームスタッフを含む）が時代変化に適合しながら、適切なリスクマネジメントを自ら行える力を身につけ、頭を使って効果的・効率的に成長し、目標にたどり着く可能性を高めるために行うoff-the-fieldのトレーニング」と私は定義づけています。アスリートたちはハードな練習や大事な試合の後、疲れた体に鞭を打ち、ときに空腹や眠気と戦いながら自らの成長やチームの勝利・発展のために学んでいます。差別問題、ダイバーシティ、社会貢献意欲、SNSのリスクマネジメント、チームで成果を出すノウハウ、自らの力で目標に到達する力、自分を律する力など、学びは多岐にわたりますが、最近では一般社会人よりも研修を受けたアスリートのほうが優れているとすら感じます。みなさんがこれからスポーツを観戦したりニュースをチェックするときには、アスリート

が研修をどのように生かして成長し、勝利し、社会によい影響を与えようとしているかに興味を寄せながら応援してみてください。スポーツの新たな魅力が見えてくると思います。

最後になりますが、本書に関わっていただいた多くの方々に感謝の言葉を述べさせていただきます。

まず、これまで当社にアスリート研修の相談を寄せてくださり、またコンサルティング・カウンセリング・コーチング・研修を実際に利用してくださった約50のスポーツ関連団体及びチームと約15の学校法人、のべ約20,000人のアスリートのみなさま。みなさまと重ねてきた時間が、当社事業のオリジナリティが高いノウハウとなって蓄積され、それが本書の柱となりました。

次に、当社のアスリート研修事業に共感し、理解していただき、プログラムの企画や登壇指導に携わってくださっている約100名の講師のみなさま。みなさまのスポーツやアスリートに対する情熱と貢献意欲がなければ当社がアスリートからこれほどまでに支持されることはなく、本書の執筆機会もありませんでした。

そして本書の構成をはじめ多くの助言をくださり、脱稿まで伴走してくださった、株式会社アップルシード・エージェンシーの鬼塚忠社長と有海茉璃さん。また執筆経験が浅い私の書く内容が、飛躍したり重複したりしても、その都度ミーティングの機会を設けて粘り強く私の意図を引き出してくださった株式会社アルクの佐野郁世さん。たいへんお世話になりました。

みなさま、本当にありがとうございました。

2023年3月　坂井伸一郎

坂井伸一郎
（さかい・しんいちろう）

株式会社ホープス 代表取締役社長。プロフェッショナルコーチ（ACC、CPCC）。成蹊大学卒業後、株式会社高島屋に入社して13年間在職。在職中は老舗百貨店ならではの社会人基礎力・礼儀マナー・顧客や店舗スタッフとのコミュニケーションを現場で学び、後には販売スタッフ教育や販売スタッフ教育制度の設計も担当した。その後、ベンチャー企業役員を経て、2011年に独立起業。現在はプロスポーツ選手やトップアスリートに向けた座学研修を行う会社を経営し、顧客には東京ヤクルトスワローズ・読売ジャイアンツ・阪神タイガース・埼玉西武ライオンズ・千葉ジェッツ・サントリーサンバーズ他、様々な競技のトップチームがいる。自らも講師として年間1,000名を超えるアスリートに座学指導を行っており、講師としての専門領域は、マインドセット・アスリートリテラシー・チームビルディングなど。アスリート向け研修のメソッドに関心を寄せる企業や学校からも講師登壇の依頼が絶えず、導入企業の人事担当者や受講生からは「理解度が高い」「学びの定着度が高い」「即実践できる指導だった」といった評価が多く寄せられている。

［著者エージェント］
アップルシード・エージェンシー
https://www.appleseed.co.jp/

メンタルトレーニング大全

発行日	2023年4月19日（初版） 2023年8月31日（第2刷）

著者	坂井伸一郎
編集	株式会社アルク出版編集部
デザイン	金井久幸（TwoThree）
DTP	TwoThree
イラスト	大野文彰
印刷・製本	シナノ印刷株式会社
発行者	天野智之
発行所	株式会社アルク 〒102-0073 東京都千代田区九段北4-2-6　市ヶ谷ビル Website　https://www.alc.co.jp/

● 落丁本、乱丁本は弊社にてお取り替えいたしております。
Web お問い合わせフォームにてご連絡ください。
https://www.alc.co.jp/inquiry/

● 本書の全部または一部の無断転載を禁じます。
著作権法上で認められた場合を除いて、
本書からのコピーを禁じます。

● 定価はカバーに表示してあります。

● 製品サポート　https://www.alc.co.jp/usersupport/

地球人ネットワークを創る

アルクのシンボル
「地球人マーク」です。

©2023 Shinichiro Sakai / Fumiaki Ohno / ALC PRESS INC.
Printed in Japan.
PC : 7023006　ISBN : 978-4-7574-4003-6